EMPLOI DU JEQUIRITY

ET DE

L'INOCULATION BLENNORRHAGIQUE

DANS L'OPHTHALMIE GRANULEUSE

PAR

Albert CARETTE

DOCTEUR EN MÉDECINE DE LA FACULTÉ DE PARIS

LAURÉAT DE LA FACULTÉ LIBRE DE LILLE

PARIS

ALPHONSE DERENNE

52, Boulevard Saint-Michel, 52

1883

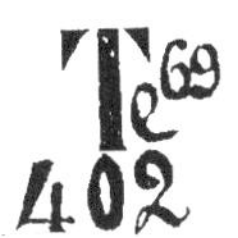

EMPLOI DU JEQUIRITY

ET DE

L'INOCULATION BLENNORRHAGIQUE

DANS L'OPHTHALMIE GRANULEUSE

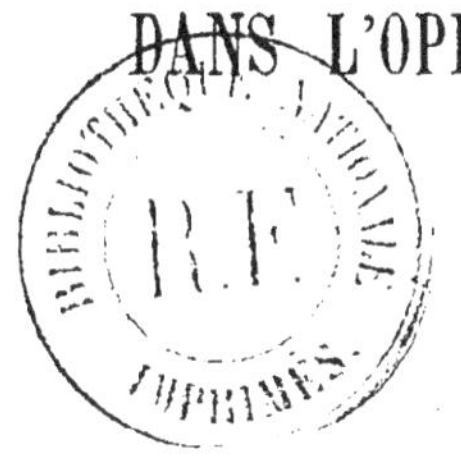

PAR

Albert CARETTE

DOCTEUR EN MÉDECINE DE LA FACULTÉ DE PARIS
LAURÉAT DE LA FACULTÉ LIBRE DE LILLE

PARIS
ALPHONSE DERENNE
52, Boulevard Saint-Michel, 52
1883

A LA MÉMOIRE DE MON PÈRE

A MA BONNE MÈRE

A MES MAITRES DE LA FACULTÉ LIBRE DE LILLE

A MON PRÉSIDENT DE THÈSE

M. LE PROFESSEUR PANAS

EMPLOI DU JEQUIRITY

ET DE

L'INOCULATION BLENNORRHAGIQUE

DANS L'OPHTHALMIE GRANULEUSE

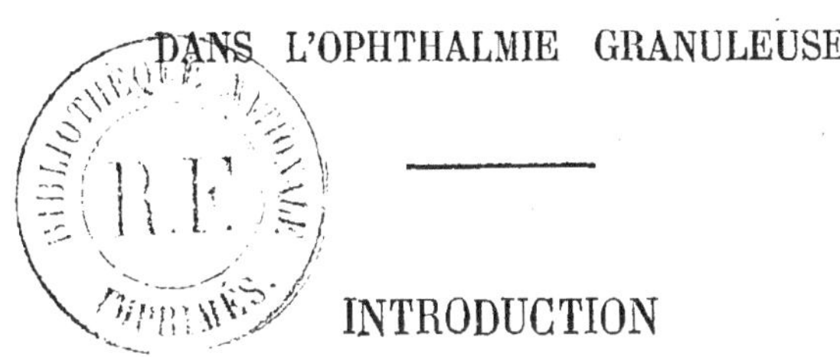

INTRODUCTION

La question des granulations est toujours d'actualité dans notre pays, disait M. Deneffe à l'Académie de médecine de Belgique, il y a quelques mois à peine ; et il ajoutait que ce fléau des classes pauvres, loin de rétrocéder, continuait sa marche envahissante.

Si ces paroles sont vraies pour la Belgique qu'on a appelée la terre classique des granulations, elles peuvent aussi s'appliquer à nos populations du nord de la France qui paient un large tribut à cette ophthalmie si tenace, si rebelle dans certains cas à de longs et pénibles traitements.

L'an dernier, un remède nouveau nous est venu du Brésil où il jouissait depuis longtemps d'une grande vogue dans le peuple. Chaudement patronné, dès son apparition, par M. de Wecker, à qui nous devons son introduction en France et en Europe, il a été accueilli avec empressement dans maintes cliniques où l'on possède tous les éléments voulus pour se livrer à une vaste expérimentation.

Aussi les résultats publiés depuis un an sont déjà assez nombreux ; malheureusement ils sont aussi bien contradictoires, et il semble que, plus les documents se multiplient, plus il devient difficile de démêler la vérité.

A en croire les partisans du jequirity, l'inoculation appartient désormais à l'histoire, elle est supplantée et n'a plus de raison d'être. Faisant allusion aux cas de blennophthalmies provoquées récemment publiés, M. de Wecker exprime très nettement son opinion à ce sujet : « Nous ne pouvons nous empêcher de comparer ces tentatives au dernier éclat de lumière que jette un flambeau, lorsqu'il est sur le point de s'éteindre à jamais. »

Cette précipitation est sans doute légitimée, comme l'a dit M. Warlomont, « par le désir de ne pas laisser sous le boisseau une lumière bienfaisante », nous ne croyons pas qu'elle le soit dès maintenant par l'observation clinique.

Du reste, une condamnation non moins sévère du jequiritisme a été formulée à l'Académie de médecine de Belgique, au 31 mars dernier. D'après M. Deneffe, le jequirity ne donne aucun résultat thérapeutique ; dans certains cas, son emploi peut être dangereux et aggraver l'ophthalmie granuleuse au point de ne pas laisser d'autre ressource que l'inoculation.

Nous avons eu la bonne fortune de voir expérimenter et l'inoculation blennorrhoïque (1)et le remède brésilien. Tous

1. Ce terme, employé par M. Terrier, a l'avantage de ne pas préjuger la nature du pus employé.

deux ont donné des résultats satisfaisants dans certains cas déterminés, maintes fois le jequirity a réussi là où les caustiques avaient été impuissants; dans nos trois derniers faits d'inoculation purulente provoquée, on n'a eu recours à l'inoculation animale qu'après avoir échoué avec l'inoculation végétale (1).

Aussi croyons-nous que, si cette dernière n'a pas exclu les caustiques de la thérapeutique du trachome, elle ne fera pas davantage oublier l'inoculation purulente. C'est du moins ce qui nous a paru ressortir de l'étude des faits que nous avons été à même d'observer dans une clinique où les granuleux ne manquent pas, et où nous avons vu employer suivant les cas tous les modes de traitement.

De graves complications sont survenues chez un des granuleux inoculés dont nous rapportons l'histoire; elles prouvent que les indications doivent rester plus restreintes qu'on n'a récemment cherché à l'établir, mais elles ne peuvent nous décider à frapper d'ostracisme une méthode dont les succès s'affirment, depuis plus de 60 ans, dans les ophthalmies les plus désespérées.

C'est au dispensaire ophthalmologique de la faculté libre de Lille que nous avons puisé les éléments de ce modeste travail; c'est à notre maître, M. le Dr Dujardin, que nous devons d'avoir pu les mettre en œuvre. Qu'il nous soit permis de lui exprimer ici notre gratitude pour la bienveillance qu'il nous a témoignée.

1. M. de Wecker désigne ainsi le traitement par le jequirity qu'il oppose à l'inoculation animale ou inoculation purulente.

LE JEQUIRITY

Formes pharmaceutiques, modes d'emploi.

LE JEQUIRITY

La plante vulgairement connue au Brésil sous le nom de Jequirity ou liane à réglisse est une légumineuse papilionacée. Elle est mentionnée par Le Maoût et Decaisne sous le nom d'*Abrus precatorius*. Voici en quels termes ces auteurs en parlent dans le traité général de botanique.

« *Abrus precatorius* : Arbrisseau de l'Afrique et de l'Asie tropicales, transplanté en Amérique, à racine employée dans toute la zône torride au même usage que la réglisse. Graines rouges, luisantes, à hile noir, dont on fait des chapelets et des colliers. »

Le fruit est une grande gousse d'un pouce et demi de longueur qui renferme les graines, seules utilisées en thérapeutique. Ces graines sont très-dures et difficiles à broyer, chacune d'elles pèse très sensiblement un décigramme ; cette approximation est assez exacte pour permettre de ne pas recourir aux pesées dans le dosage des préparations jequiritiques.

La liane à réglisse se trouve au milieu des forêts vierges, aussi M. Moura-Brazil (de Rio-Janeiro) admet-il, contrairement à l'opinion des botanistes cités ci-dessus, qu'elle est indigène en Amérique.

Quoi qu'il en soit de cette origine, peu importante au point de vue qui nous occupe, le jequirity est aujourd'hui parfaitement acclimaté au Brésil. Ses graines y sont depuis longtemps utilisées dans l'ophthalmie granuleuse.

FORMES PHARMACEUTIQUES. MODES D'EMPLOI.

Préparations aqueuses.

Les préparations de jequirity le plus en usage sont obtenues en traitant les graines pulvérisées par l'eau chaude ou l'eau froide.

Nous allons passer en revue les procédés des deux auteurs qui se disputent la priorité de l'emploi du jequirity. C'est spécialement d'après les indications de M. de Wecker que se sont faites la plupart des recherches publiées sur la question. Aussi n'aura-t-on bien souvent à propos de ces différents essais, qu'à se reporter à ce que nous allons dire.

Dans la recette indiquée à M. de Wecker par son correspondant brésilien, il s'agit d'une combinaison de la macération et de l'infusion :

« Faire triturer trente-deux graines bien pulvérisées et macérer le produit dans 500 grammes d'eau froide pendant vingt-quatre heures ; puis ajouter, le jour suivant, 500 grammes d'eau chaude, filtrer le liquide immédiatement après refroidissement.

« Le malade pourra aussitôt s'en servir pour se baigner les yeux trois fois dans la journée. Si l'irritation produite par les trois bains devient d'une grande intensité, cela sera suffisant. Dans le cas contraire, le malade devra recommencer la même opération le second jour, et au besoin le troisième, en se servant toujours du même liquide.

M. de Wecker, dans sa première publication, fait remarquer qu'une infusion préparée par erreur avec 32 grammes de jequirity, au lieu de 3 gr., 20, s'est montrée sensiblement moins active. L'expérimentation ultérieure a prouvé qu'il y avait eu méprise, que l'intensité de l'inflammation provoquée est en relation avec la force de l'infusion, que de plus les préparations faites à froid agissent mieux.

La formule suivante tient compte de ces deux constatations :

Faire une macération avec 10 grammes de semences décortiquées et bien pulvérisées, que l'on laisse séjourner pendant vingt-quatre heures dans 500 grammes d'eau froide et que l'on filtre ensuite.

Enfin, au mois de juin 1883, M. de Wecker augmente encore la concentration de la solution de jequirity et recommande, pour les cas de granulations très épaisses et anciennes avec fort pannus, une macération à 5 pour 100. Avec une, deux ou au maximum trois lotions, pratiquées dans l'espace de vingt-quatre heures, on obtient rapidement une violente inflammation ; trois lotions produisent une tuméfaction énorme de toute la face et du cou.

Dans ces conditions, le gonflement et la dureté des paupières, les fausses membranes qui recouvrent la conjonctive ne permettent pas, pendant les quatre ou cinq premiers jours, de surveiller exactement l'état de la cornée. Aussi est-il prudent de ne traiter qu'un œil à la fois.

La macération à 2 pour 100 peut aussi provoquer une vive réaction, mais il faut alors que le nombre des lotions soit sensiblement plus considérable.

M. de Wecker a donc successivement préconisé les trois préparations que voici :

1° Trente-deux graines de jequirity, triturées et bien pulvérisées, macèrent pendant 24 heures dans 500 grammes d'eau froide ; on ajoute, le jour suivant, 500 grammes d'eau chaude et on filtre immédiatement après refroidissement ;

Macéré-infusé à $\frac{3,2}{1000}$.

2° Dix grammes de graines décortiquées et bien pulvérisées macèrent, pendant 24 heures, dans 500 grammes d'eau froide, on filtre ;

Macéré à $\frac{10}{500}$.

3° Formule précédente dans laquelle on remplace 10 grammes de graines par 25 grammes pour la même quantité d'eau.

Macéré à $\frac{25}{500}$.

La dernière préparation n'a guère été expérimentée jusqu'ici ; mais, de l'aveu de M. de Wecker, il suffit d'augmenter le nombre des applications pour arriver à un résultat équivalent avec une solution à 2 pour 100.

Mode d'emploi : Bains, lotions.

D'après la relation de M. Moura-Brazil (de Rio-Janeiro), c'est encore sous forme de bains oculaires que se fait l'application du jequirity au Ceara. Toutefois le mode de préparation n'est pas identique : c'est une décoction dans certains cas, une macération dans d'autres.

Le malade doit se baigner les yeux trois fois par jour, en laissant pénétrer le liquide entre les paupières.

M. Moura-Brazil ne s'en est pas tenu à la méthode populaire. Désireux de donner à ses essais une forme scientifique, il a fait pratiquer l'analyse des graines de jequirity par M. Mello o Oliveiro.

Les différents principes retirés de l'*abrus precatorius* ont été successivement expérimentés. Une huile essentielle a été employée de différentes manières sans aucun résultat. Un produit résineux, de couleur verdâtre, a déterminé le même effet que la macération; toutefois il développe une inflammation moins intense. Ce principe s'emploie à la dose de 20 centigr. pour 10 grammes d'eau distillée.

M. de Wecker se plaint avec raison du défaut d'indications précises relativement au mode de préparation de cet extractif : M. le Dr Robinet a pu retirer du jequirity un extrait vert foncé, soluble dans l'eau, mais dont la solution n'a aucune action.

M. Moura-Brazil a, d'après sa publication, deux préparations de choix :

1° Le principe extractif, de couleur verdâtre, à la dose de 20 centigrammes pour 10 grammes d'eau ;

2° Le macéré des semences (séparées de leur tégument,

de la radicule et de la granule) à la dose de 50 centigrammes pour 10 grammes d'eau.

Mode d'emploi : Après avoir eu d'abord recours aux bains et aux lotions, l'auteur fait maintenant les applications au moyen d'un pinceau.

N. B. — Ces diverses solutions de jequirity (1), pour être actives, doivent être de préparation toute récente : au bout de 8 jours elles sont déjà fort troubles et ont perdu une grande partie de leurs propriétés.

Pommade au jequirity.

Un ophthalmologiste espagnol a expérimenté une pommade à la vaseline ; les résultats ont été désastreux, mais il nous semble qu'il faut incriminer au moins autant le dosage que la forme pharmaceutique. Le 23 février 1883, M. Osio présentait à l'Académie médico-chirurgicale de Madrid, trois granuleux traités par le jequirity. Il les avait soumis d'abord à des instillations avec l'infusion ; n'ayant rien obtenu de satisfaisant, il eut recours alors à une pommade composée de 1 gr. de jequirity pour 30 gr. de vaseline : l'un des trois malades a eu une panophthalmie ; un

1. En guise de macération de jequirity, un pharmacien de Paris a fourni à un client de M. de Wecker un certain nombre de graines entières nageant dans de l'eau distillée ! Le malade se lotionnait consciencieusement les yeux avec ce produit, à coup sûr inoffensif, mais dont les effets thérapeutiques sont faciles à prévoir.

Faut-il s'étonner dès lors de ce que certains auteurs n'aient pu réussir à développer l'ophthalmie jequiritique ?

autre, une perforation étendue de la cornée ; et le troisième, une opacification très notable de cette membrane.

Il est possible que la pommade, fixant le jequirity sur la conjonctive, soit réellement plus active que les préparations aqueuses. En tout cas, les trois observations de M. Osio démontrent qu'il faut user dans l'emploi des corps gras comme excipients, d'une grande réserve tant pour le nombre des applications que pour la dose de jequirity.

Poudre de graines.

En Italie, le professeur Manfredi a employé la poudre de graines écorcées et moulues. Insufflant cette poudre sur la conjonctive, chez l'homme ou chez les animaux, l'auteur a provoqué une inflammation si violente qu'il recommande la plus grande prudence dans l'emploi de ce mode d'application. Cette recommandation est, en effet, justifiée, nous le verrons, par l'observation du malade traité par ce procédé.

L'OPHTHALMIE JEQUIRITIQUE

L'effet du jequirity sur l'œil est plus ou moins intense, suivant les cas, mais *absolument constant*. Nous sommes surpris que certains expérimentateurs n'aient pu réussir à provoquer l'ophthalmie jequiritique, même en employant la faible lotion de 32 graines pour un litre. Il nous a paru, dans le cours de nos esssais cliniques, que l'ophthalmie jequiritique se développait avec plus d'énergie lorsqu'on appliquait le remède sur des yeux très enflammés d'avance, présentant un haut degré de photophobie et un larmoiement très abondant. Sur ces yeux, la moindre lotion de jequirity produit un effet très considérable. Maintes fois nous avons vérifié l'exactitude de ce fait ; il ne s'agit donc pas d'une simple coïncidence, mais d'une relation directe entre le degré de violence de l'ophthalmie provoquée et l'état inflammatoire des yeux soumis au traitement.

L'ophthalmie provoquée par le jequirity diffère essentiellement de l'ophthalmie purulente ordinaire par deux caractères que nous tenons à mettre en évidence tout d'abord : ni dans les expériences sur les animaux, ni dans les applications faites dans un but thérapeutique, jamais on n'observe de chemosis, jamais non plus nous n'avons eu de véritable suppuration. La sécrétion séro-muqueuse ne rappelle en rien le flot de pus qui, dans l'ophthalmie purulente, s'écoule sur la joue ou s'accumule sous les paupières pour être violemment projeté, quand on cherche à les entr'ouvrir.

Ces deux caractères négatifs, joints au développement des pseudo-membranes, rapprochent l'ophthalmie jequiritique de la conjonctivite diphthéritique, beaucoup plus que de l'ophthalmie purulente.

Le correspondant brésilien de M. de Wecker divise l'évolution de l'ophthalmie jequiritique en trois stades :

1° *Période d'irritation* qui débute quelques heures après la première application et dure trois jours. Elle est caractérisée par l'injection de la conjonctive oculaire et palpébrale, l'œdème des paupières et une sécrétion assez abondante pour s'écouler goutte à goutte. Le malade a de la fièvre, de l'insomnie, de la céphalalgie, de la constipation ;

2° *Période de suppuration* dont la durée est de cinq jours ;

3° *Période de réparation* pendant laquelle la suppuration diminue graduellement jusqu'au quinzième jour ; à ce moment le malade est guéri, toute trace d'inflammation et de suppuration a disparu.

Nous n'avons pas retrouvé dans nos observations ce mode d'évolution ; du reste, les dénominations ne correspondent pas aux phénomènes caractéristiques de l'ophthalmie jequiritique.

Voici ce que l'on constate après une application au pinceau de la macération à 5 pour 100:

Le badigeonnage de la conjonctive n'est pas douloureux,

le patient n'éprouve que la légère irritation mécanique du pinceau. Les premiers symptômes n'apparaissent qu'au bout de quelques heures; il y a donc une véritable période d'incubation après laquelle se manifestent une rougeur plus ou moins vive de la conjonctive qui va s'accentuant et la sensation de corps étranger dans l'œil. Au bout de douze à vingt-quatre heures, l'ophthalmie a atteint tout son développement :

Les paupières sont tuméfiées, les cils agglutinés; une sécrétion séro-muqueuse s'écoule de l'œil. Les granulations sont infiltrées par une pseudo-membrane blanchâtre que l'on parvient assez facilement à arracher à la pince au niveau des tarses : au-dessous, la muqueuse est altérée, bourgeonnante, sanguinolente. Les pannus prennent un plus grand développement; on observe quelquefois un peu de desquamation épithéliale de la cornée. La formation des fausses membranes se poursuit pendant plusieurs jours, et il faut des semaines pour que toute trace de rougeur ait disparu.

Pour accentuer l'intensité et la durée de l'ophthalmie, on possède plusieurs ressources : le nombre des applications, la durée de la macération, une concentration plus forte sont des moyens largement suffisants à cet effet. Dans les ophthalmies intenses, le trouble, la vascularisation de la cornée sont très prononcés, la tuméfaction des paupières devient énorme. L'état inflammatoire persiste alors une dizaine de jours.

Dans une publication qui date de 1867, le docteur Castro e Silva (du Ceara) avoue de vrais désastres qu'il a essuyés dans sa pratique, par suite de l'excessive violence de la réaction provoquée par le jequirity.

Le docteur Moura-Brazil a vu aussi, après deux ou trois bains, l'inflammation se propager à toute la face, au cou et à la partie supérieure du thorax ; plus d'une fois il a observé la suppuration des glandes sous-maxillaires.

Les violentes inflammations déterminées par les solutions à 5 pour 100 frisent les accidents signalés par les ophthalmologistes brésiliens, comme conséquence de l'abus du jequirity. Nous n'en voulons pour preuve que ce fait rapporté par M. de Wecker : sur une jeune fille de 17 ans, atteinte de sclérose cornéenne, on a pratiqué, dans l'espace de vingt-quatre heures, trois lotions avec une macération à 5 pour 100. La face prit un aspect de phlegmon diffus ; le gonflement qui était énorme, s'étendit à tout le cou ; pendant cinq jours, les paupières, d'une dureté ligneuse, ne purent pas être écartées (1). De cet état aux phénomènes graves de suppuration, il n'y a qu'un pas qu'on franchirait très facilement sans s'en douter.

Quelle que soit l'acuité du processus, toujours on retrouve les caractères essentiels que nous venons de tracer : absence de chemosis et de suppuration franche, développement de fausses membranes qui, à leur chute, mettent à nu une muqueuse nouvelle normalement constituée.

Comme Warlomont en fait la remarque, il semble que la conjonctive, infiltrée dans ses parties superficielles, a subi une sorte d'usure qui, dans les cas de guérison des granulations, entraînerait la disparition de ces productions néoplasiques.

1. *In Ann. d'ocul.*, mai-juin 1883.

L'ophthalmie jequiritique offre donc des caractères tout à fait spéciaux ; on a cherché en vain à provoquer une ophthalmie analogue par tout autre agent. On a essayé par exemple l'infusion du tabac (Alcon), et on n'a obtenu que la vascularisation de l'œil comme si on avait fait usage d'un caustique. Badal, à Bordeaux, a fait faire une solution de *cantharidine* au millième dans l'éther acétique. Un seul badigeonnage de cette substance produit un enduit croupal sur la conjonctive, mais il ne s'en suit pas qu'on puisse assimiler la conjonctivite jequiritique à la conjonctivite cantharidienne : en effet la cantharide agit comme vésicant violent, tandis que la macération de la plante brésilienne est complètement dépourvue, non-seulement de causticité, mais même de toute action irritante immédiate. Il faut plusieurs heures pour que le ferment se développe et donne lieu à des phénomènes inflammatoires.

Un fait à signaler, c'est que l'action du jequirity sur la conjonctive s'éteint au bout d'un certain nombre d'applications sur la même personne. Il n'est rien de surprenant, s'il s'agit d'une véritable inoculation, à ce que le ferment végétal finisse par épuiser le terrain et le rendre impropre à son développement et à sa prolifération.

MODE D'ACTION DU JEQUIRITY

Une macération trop ancienne de jequirity finit par perdre complétement son activité ; de même la décoction de graines est absolument inerte.

Ces constatations firent dès le début supposer que le principe actif du jequirity n'était autre qu'un ferment organisé. Des travaux récents tendent à prouver que cette hypothèse est conforme à la réalité des faits.

Les recherches chimiques faites sur les graines n'ont pas permis d'isoler de ferment soluble.

M. le professeur Sattler (d'Erlangen) a fait du jequirity, au point de vue de son principe actif, une étude approfondie dont nous allons reproduire sommairement les points principaux.

Pour arriver à déterminer l'agent de l'ophthalmie jequiritique, M. Sattler a successivement élucidé les questions suivantes :

Existe-t-il dans l'infusion une forme déterminée de micro-organismes s'y retrouvant constamment ?

L'infusion perd-elle son action quand on en écarte ces micro-organismes ?

Les produits de culture, portés sur la conjonctive, peuvent-ils y déterminer l'ophthalmie caractéristique ?

1° La macération renferme, en quantité tout à fait prépondérante, un bacille sous forme de corps cylindrique, d'un aspect opaque, homogène, ayant 0.58 μ d'épaisseur et à peu près 2.5 à 4.5 μ de longueur. La plupart de ces corps exécutent, dans le champ de microscope, des mouvements de rotation ou de progression très rapides.

Les bâtonnets se multiplient rapidement, par voie de segmentation, et s'agrègent à la surface sous forme d'une couche opaque. Près des pôles, on observe à ce moment une substance foncée, constituée par des spores, ces spores résistent énergiquement aux agents de destruction.

La température la plus convenable au développement du bacille est celle de 34° à 36° ; son isolement dans le macéré est alors aussi plus prononcé que dans toute autre condition. Les autres micro-organismes qu'on trouve ordinairement dans les macérations végétales, ne se rencontrent qu'exceptionnellement ici et toujours en très petite quantité. Le véritable élément de la putréfaction, le *bacterium termo*, ne se développe pas dans le macéré au contact de l'air.

A l'abri de l'air, c'est le *bacterium termo* qui prend le dessus dans la lutte pour l'existence ; le bacille jequiritique est donc essentiellement aérobie.

Dans un ballon étiré en pointe et fermé au chalumeau, il ne se forme pas de pellicule, indice de la pullulation des bâtonnets. Vient-on à briser la pointe, le contenu répand une odeur de putréfaction très prononcée et les bactéries pullulent.

Si on livre accès à l'air lorsque le travail de la putréfaction est à peine commencé, le bacille de jequirity se multiplie aussitôt et les bactéries de la putréfaction disparaissent du liquide.

2° Pour stériliser le macéré, M. Sattler l'a soumis à

l'ébullition pendant une demi-heure, ou encore il a eu recours à l'addition du thymol dans la proportion de 1/1000. Dans ces conditions, la solution devient inactive, le bacille n'apparaît pas, les ensemencents faits avec des parcelles du liquide, dans des milieux appropriés, restent stériles.

L'addition d'autres antiseptiques se montre beaucoup moins efficace : ainsi l'iodoforme, le sublimé, même en solution concentrée, ne font qu'atténuer l'action pathogène de la préparation jequiritique.

3° M. Sattler a réussi à cultiver le microbe du jequirity et à le poursuivre pendant de nombreuses générations, notamment dans la gélatine de peptone d'extrait de viande. Ces produits de culture, inoculés dans le cul de sac conjonctival à des lapins, ont donné naissance à la conjonctivite croupale qu'on voit survenir à la suite de badigeonnages avec la macération elle-même. L'intensité est moindre, mais les caractères essentiels de l'ophthalmie sont exactement reproduits.

La conclusion de ce qui précède est que les propriétés pathogènes du jequirity sont bien dues à un élément figuré.

Quelle est l'origine de cet élément ?...

On stérilise la macération de jequirity, par l'exclusion de tout germe atmosphérique, en la renfermant dans des tubes de verre préalablement portés à l'incandescence et bouchés avec du coton. Les germes ne sont donc pas primitivement dans les graines mais viennent de l'atmosphère.

Le bacille jequiritique ou du moins un organisme morphologiquement identique à ce dernier se développe en proportion très considérable dans les macérations de pois à 1 pour 100. Ce bacille et ses cultures sont inactifs.

M. Sattler conclut de ces faits que le microbe jequiritique est un parasite inoffensif très répandu qui, déposé dans la macération jequiritique, y acquiert des propriétés physiologiques nouvelles, celle notamment de se développer au niveau de la conjonctive en y déterminant les phénomènes réactionnels que nous connaissons.

Étant donnée la nature microbienne de l'ophthalmie jequiritique, son mode d'action sur le processus trachomateux doit être rapproché de celui qui tend à être admis pour l'inoculation blennorrhagique.

D'après une communication récente de M. Sattler au congrès d'Heidelberg 1881 (1), l'ophthalmie granuleuse est une affection parasitaire, possédant un microbe susceptible de culture dont les produits sont capables de donner naissance à la maladie là où ils sont déposés.

On tend à admettre, d'autre part, que la blennorrhagie est due à la présence d'une bactérie spéciale, dont le développement et la multiplication au niveau de l'œil sont cor-

1. La découverte des micro-organismes dans le trachome devait faire songer à l'emploi des parasiticides ; c'est ainsi que, depuis quelques mois, le Dr Dujardin a essayé de combattre la conjonctivite granuleuse par des badigeonnages avec une forte solution de sublimé corrosif (1/100), alternant les pansements, une fois avec la solution de nitrate d'argent, la fois suivante avec du bichlorure de mercure. Il sera intéressant de voir par la suite si les yeux ainsi traités échapperont mieux aux récidives que ceux qui n'ont été soumis qu'aux caustiques. On pourrait employer les badigeonnages avec le sublimé seul, mais le nitrate d'argent paraît supérieur dans la période aiguë de l'ophthalmie granuleuse.

rélatifs des désordres déterminés par l'inoculation, c'est-à-dire par l'implantation de cet organisme sur le sol conjonctival.

M. Dianoux (1) (de Nantes) a réussi à cultiver dans l'humeur aqueuse du pus blennorrhagique recueilli dans l'urèthre et sur la conjonctive ; il obtint de superbes générations de microbes. Les inoculations sur la conjonctive d'un lapin de ce liquide de culture donnèrent des résultats négatifs. Les mêmes expériences, répétées avec le pus blennorrhagique pur, prouvèrent que le lapin est réfractaire à la blennorrhagie.

M. Dianoux se propose d'expérimenter sur l'homme, quand l'indication se présentera, un produit de culture très dilué.

En résumé, trois micro-parasites trouveraient isolément dans le milieu conjonctival leurs éléments d'existence et de multiplication ; mais ils ne pourraient y végéter simultanément. Par l'ophthalmie jequiritique comme par l'ophthalmie blennorrhagique, le terrain sur lequel s'est développé le processus trachomateux est stérilisé et rendu incapable de fournir les éléments nécessaires au développement de la conjonctivite granuleuse.

Cette interprétation est vraisemblable et conforme aux idées actuellement en faveur sur la nature des maladies virulentes. Nous n'attachons cependant pas une importance majeure à la théorie qui pourra être controuvée par des echerches ultérieures. Ce qui est cliniquement incontesta-

1. *Progrès médical*, nos 41 et 43, 1882.

ble, c'est que l'ophthalmie jequiritique et la conjonctivite purulente ne transforment pas, comme les caustiques, la muqueuse en forme de cicatrice : la guérison est complète et définitive.

M. le professeur Cornil, confirmant les travaux de M. Sattler, a recherché quelle est l'action générale sur l'organisme des bactéries jequiritiques lorsqu'elles sont absorbées. Comme cette intéressante question ne se rapporte pas directement à notre sujet, nous ne donnerons que les conclusions de la communication de MM. Cornil et Berlioz (1).

« Les bacilles du jequirity produisent des effets différents suivant l'espèce des animaux expérimentés, le lieu de l'inoculation et la dose employée.

Chez les petits mammifères, leur absorption par la peau à petite dose produit des phénomènes locaux d'inflammation ou de gangrène et confère l'immunité. A plus haute dose (2), il s'ensuit une maladie virulente mortelle. Injectés dans le péritoine, les bacilles donnent lieu à une péritonite et parfois à des infarctus du foie avec coagulation du sang dans certaines branches de la veine porte qui contiennent des bacilles. Les cellules hépatiques sont mortifiées dans ces infarctus.

Chez les grenouilles et probablement chez d'autres espèces d'animaux à sang froid, on détermine une maladie

1. Académie des sciences, séance du 17 septembre 1883.

2. Injection dans le tissu cellulaire sous-cutané de 1cc à 2cc de macéré-infusé (form. n° 1 de Wecker).

virulente caractérisée par la pullulation extraordinaire des bacilles dans le sang et la lymphe. Cette maladie se développe par l'inoculation d'une très faible quantité de poison (deux à trois gouttes de macéré-infusé) et elle est inoculable par le sang. »

APPLICATIONS THÉRAPEUTIQUES

HISTORIQUE

Au mois d'avril 1882, M. de Wecker faisait, à l'Académie des sciences de Paris, une communication sur l'ophthalmie purulente factice, produite au moyen du jequirity ou liane à réglisse. Ce remède, populaire et très anciennement connu au Brésil, lui avait été signalé par un de ses anciens malades, traité autrefois à Paris, et guéri par le jequirity à son retour au Brésil.

Dès ce premier travail, M. de Wecker présente la méthode brésilienne comme un moyen de guérison rapide des granulations. Les ulcères cornéens ont été favorablement influencés, loin de constituer une contre-indication, comme pour l'inoculation.

Entre autres avantages, l'emploi de l'infusion de graines de jequirity n'est nullement douloureux et il évite toute chance d'infection par un virus contaminé. Enfin on peut facilement doser le degré de purulence que l'on veut obtenir; tandis que, dans l'inoculation, ni la quantité ni la qualité ne peuvent rien pour atténuer ou exagérer la réaction inflammatoire.

En décembre 1882, les conclusions de M. de Wecker deviennent plus affirmatives :

« Incontestablement, l'ophthalmie jequiritique guérit rapidement les granulations ; et, même si on la reproduit plusieurs fois, elle agit avec infiniment moins de dangers et de désagréments pour le patient que l'inoculation, car toujours l'ophthalmie jequiritique disparaît sans l'intervention d'aucun traitement, en confinant simplement le malade pendant 8 à 12 jours dans une chambre assombrie. »

Dans les *Annales d'occulistique* (mai-juin 1883), M. de Wecker rapporte quatre observations démonstratives de l'action curative rapide du jequirity :

Une jeune fille atteinte de pannus granuleux a été traitée pendant sept mois par différents moyens. Deux séries de lotions chacune de trois jours, à cinq semaines d'intervalle, ont suffi à la guérison. Les trois autres cas ne sont pas moins heureux.

M. de Wecker conclut que le mot de guérison rapide n'est pas trop téméraire, qu'on aurait mauvaise grâce à hésiter entre six jours de traitement efficace et sept mois de traitement inutile.

Pour nous, le mot est téméraire à cause de sa généralisation ; à ces faits, l'observation en oppose d'autres et en très grand nombre, où le résultat a été beaucoup moins brillant, ou même il a fallu finalement recourir à l'inoculation.

Ces déceptions démontrent que l'ophthalmie jequiritique ne convient pas indistinctement à tous les cas de trachome, et qu'il y a lieu de préciser des indications.

Voici à ce sujet l'opinion de M. de Wecker :

« La véritable indication du jequirity est fournie par les formes torpides des granulations, le trachome. Ici, non-seulement tous les cas où l'on serait tenté de se servir de l'inoculation sont propres à l'emploi de la méthode brésilienne, mais aussi les cas monoculaires et ceux qu'à cause d'une moindre gravité l'on n'avait pas osé soumettre aux périls de la première, ou ceux enfin qui, par suite de complications ulcéreuses, auraient formellement présenté une contre-indication à l'inoculation. »

Le même auteur exprime, à un autre endroit, la conviction que le jequirity sera pour les granulations ce que le quinquina est pour l'impaludisme.

Les désillusions infligées par les faits à nos espérances premières nous permettent d'affirmer avec M. Warlomont que « l'inventeur, ainsi qu'il arrive toujours en semblable occurence, a vu les horizons s'élargir en raison de ses désirs et de ses espérances... Il lui reviendra toujours une part d'honneur incontestable, c'est d'avoir introduit au sein de notre arsenal thérapeutique une ressource nouvelle qui, si nous en jugeons par ce que nous savons déjà, aura son jour de succès et de gloire. »

La communication de M. de Wecker était à coup sûr une révélation pour les ophthalmologistes d'Europe.

Il n'en était pas de même au Brésil : dès 1867, le Dr Castro e Silva (de Ceara) publiait un travail sur les dangers de ce remède populaire, et faisait connaître les désastreuses déceptions dont furent suivis quelques-uns de ses essais.

Dans un mémoire daté du 30 septembre 1882, M. Moura-Brazil (de Rio-Janeiro) déclare poursuivre depuis un an des expériences sur les propriétés du jequirity.

Ce mémoire, adressé à l'Académie des sciences de Paris, souleva une question de priorité. Dans les Annales d'oculistique (nov. déc. 1882), M. de Wecker manifeste son étonnement et se demande si sa propre communication à l'Académie n'a pas exercé « une certaine influence emménagogue sur le mémoire du confrère brésilien. »

Avec les deux produits que nous avons signalés plus haut, « toujours et dans toutes les périodes de la maladie », M. Moura-Brazil a obtenu des résultats, qu'il déclare admirables. Il a employé l'inoculation dans deux cas qui avaient résisté aux caustiques, mais il n'hésite pas à affirmer que le résultat a été inférieur à celui que lui a donné l'*abrus precatorius.*

M. Moura-Brazil rapporte trois observations où le succès a été constant ajoutant que, dans tous les cas où il a eu recours au jequirity, il a toujours été aussi heureux.

Parmi les recherches de contrôle suscitées par les travaux de MM. de Wecker et Moura-Brazil, nous tenons à signaler tout d'abord les résultats publiés par M. Deneffe, en Belgique. Ils constituent le contre-pied des appréciations bienveillantes dont nous venons de rendre compte. Rien ne peut mieux nous démontrer combien le jour est loin d'être fait sur ce point de thérapeutique.

La question est présentée à l'Académie de médecine de Belgique, le 31 mars dernier. Elle est d'une importance extrême dans un pays si éprouvé par l'ophthalmie granuleuse. Les débuts du jequirity n'y sont point heureux ; qu'on en juge par ces quelques passages de la communication de M. Deneffe :

« Au point de vue thérapeutique, et c'est là le point capital, *l'inflammation jequiritique ne nous a donné aucun résultat.*

« Après l'inflammation la plus vive, renouvelée même après quelques semaines, les granulations n'ont pas été améliorées.

« Aucun des granuleux traités par le jequirity, à notre clinique, n'a vu sa maladie favorablement influencée par ce mode de traitement.

« Le jequirity est resté absolument impuissant dans le traitement du pannus.

Le jequirity ne donne aucun résultat avantageux ; est-il toujours inoffensif ? M. Deneffe ne le croit pas.

« Chez une de nos malades, il a transformé une kératite vasculaire en un pannus crassus, que nous sommes obligé de traiter par l'inoculation blennorrhagique. Chez un autre il a peut-être contribué à la perforation des cornées.

« Nous avons, à Gand, une grande expérience de l'inoculation blennorrhagique ; je déclare qu'aucune comparaison ne saurait être établie entre l'ophthalmie purulente résultant de cette inoculation et celle qui résulte de l'emploi du jequirity. Tandis que la première prolonge longtemps ses effets, la seconde est fugitive.

« Et c'est cette inflammation fugitive qui devrait, en quelques jours, en quelques semaines, guérir les granulations que l'inoculation blennorrhagique met des mois à faire disparaître.

M. Deneffe n'est aucunement surpris de la contradiction des résultats qu'il a obtenus avec ceux qu'a publiés M. Moura-Brazil. Ce dernier auteur par la dénomination de conjonctivite granuleuse chronique, ne désigne évidemment pas le trachome proprement dit ; mais la végétation papillaire consécutive à une inflammation aigue : au Ceara, dit-il en effet, la conjonctivite purulente aigue est commune et donne fréquemment comme reliquat des granulations hypertrophiques, surtout quand elle n'est pas soignée. — Ces productions papillaires n'ont aucun rapport avec l'ophthalmie granuleuse.

M. Deneffe conclut que, les maladies combattues n'ayant pas été les mêmes au Brésil et en Europe, il n'y a pas lieu de s'étonner si les résultats ne concordent pas.

M. Librecht (de Gand), cité par M. Deneffe, est arrivé aux mêmes conclusions que ce dernier.

Cette communication à l'Académie est la seule publication que nous ayons à signaler en Belgique.

Incidemment M. Warlomont annonce, dans les Annales d'oculistique de juillet-août 1883, qu'il obtient journellement, dans les cas moyens de granulations chroniques, des résultats dépassant toute attente. Il ne croit pas toutefois que l'inoculation blennorrhagique doive disparaître de l'arsenal thérapeutique, et fait toutes ses réserves pour les granulations hypertrophiques avec pannus crassus, justiciables jusqu'alors de l'inoculation et où l'ophthalmie jequiritique n'a pas fait ses preuves.

M. Warlomont a foi en l'avenir du jequirity qui « sortira plus fort de l'épreuve, si celle-ci sait se soustraire, pour un temps, aux exagérations incontestables de la première heure. »

En Italie, plusieurs essais ont été faits, conformément aux règles d'application indiquées par M. de Wecker par les docteurs Conti (de Parme), Mazza (de Gênes), Paggi (de Florence), Lainati et Nicolini (de Milan). Leurs appréciations se résument en ceci : effet excellent ou bien effet nul mais sans inconvénient.

Moins heureux que ses compatriotes le professeur Manfredi (de Modène) a eu deux graves accidents à déplorer : une femme de 70 ans eut les deux cornées détruites à la suite d'applications trop réitérées de macéré à 1/2 pour 100 : badigeonnages à la clinique, compresses et instillations à domicile. — Dans un cas où la cornée était déjà affectée d'ulcérations étendues, il a observé la perte d'un œil par opacité cornéenne totale, à la suite d'une seule insufflation de poudre de semences de jequirity.

En Espagne, résultats contradictoires que les différences dans le mode d'emploi expliquent facilement :

Nous avons signalé plus haut les trois échecs communiqués par M. Osio à la Société médico-chirurgicale de Madrid. Ce médecin avait eu recours à une pommade composée de 1 gramme de jequirity pour 30 grammes de vaseline.

Le mois suivant, en mars 1883, un autre médecin espagnol, le Dr Alcon, relate les effets obtenus sur trente-sept granuleux soumis au jequirity. Cette substance est connue en Espagne sur le nom de *Arbol del Rosario*. La formule employée est, *Arbol del Rosario* 4 grammes, macéré pendant 20 ou 24 heures dans 300 grammes d'eau distillée ; on applique la solution sur la face conjonctivale des paupières avec une petite éponge.

Les résultats sont magnifiques : chez quelques malades l'acuité visuelle, au bout de vingt jours, était de 0,9, alors que depuis plus d'un an ils ne pouvaient plus compter les doigts à 1/2 mètre de distance.

En Angleterre, le Dr Brailey, chirurgien du Guy's Hospital à Londres, a publié les observations de trois enfants granuleux traités sans résultat par le crayon mitigé pendant deux mois et, pour l'un d'eux, par l'excision du cul-de-sac. Le jequirity amena une amélioration considérable : les granulations furent en bonne partie détruites, la cornée s'éclaircit, la douleur et la photophobie diminuèrent.

En Allemagne, l'attention ne semble pas avoir été spécialement éveillée sur le remède nouveau. M. Vossius, primat-docent de l'université de Kœnigsberg, avait d'abord publié des résultats négatifs, non-seulement au point de vue thérapeutique, mais aussi à celui de la production d'une ophthalmie jequiritique. Depuis, il a modifié son procédé : décortication des graines, concentration de la solution, emploi de l'eau froide seulement pour les préparations.

Constamment l'auteur a provoqué ainsi une violente inflammation dont il se réserve de faire connaître la valeur thérapeutique (*Ann. d'ocul.* Juillet-août 1883).

En France, le jequirity fait son apparition à la Société de chirurgie le 13 décembre 1882. M. Terrier, chargé du rapport sur le mémoire de Moura-Brazil, a traité d'après les indications du correspondant de M. de Wecker une femme de son service à l'hôpital Saint-Antoine.

Les effets physiologiques se développèrent en effet : inflammation intense de la conjonctive avec apparition de néo-membranes diphthéroïdes, trouble et vascularisation de la cornée; mais les granulations ne furent en rien modifiées par l'évolution inflammatoire.

M. Terrier, toutefois, ne se prononce pas d'une façon définitive et formule l'espoir d'obtenir de meilleurs résultats en modifiant le procédé.

Reprenant en effet ses expériences à l'hôpital Bichat, M. Terrier se sert, cette fois, de la macération à froid, selon la deuxième formule indiquée par M. de Wecker = 1/50. Il étale le macéré à l'aide d'un pinceau à la surface de la conjonctive.

Dans une *Note sur l'emploi du jequirity*, lue à la Société de chirurgie, dans la séance du 20 juin 1883, M. Terrier relate deux observations nouvelles. Dans la première, il a obtenu après trois séries d'attouchements une guérison relative: l'œil gauche a été fort amélioré; l'œil droit est resté presque impropre à la vision par suite d'un symblépharon entre la paupière supérieure et la cornée, elle-même opacifiée.

Le sujet de la seconde observation est la femme, traitée d'abord à Saint-Antoine avec un résultat négatif, et dont M. Terrier a parlé dans son rapport sur le mémoire de M. Moura-Brazil. Après cinq séries d'applications, on ne constate pas d'amélioration sensible à gauche; du côté droit, le pannus s'est épaissi : de *tenuis* il tend à devenir *crassus*.

M. Terrier conclut de ces faits que les résultats qu'on peut espérer du jequirity sont fort aléatoires. Dans la seconde observation, l'affection était ancienne (deux ans) et passée à l'état chronique. L'auteur est porté à croire que l'inflammation jequiritique, impuissante, contre les lésions invétérées, agit mieux dans la conjonctivite granuleuse récente, alors que les lésions sont encore à l'état aigu, comme c'est le cas dans la seconde observation : début datant de quatre mois et demi.

Le docteur Gillet de Grandmont a traité par le jequirity trois cas de kérato-conjonctivite granuleuse datant de plusieurs années. Deux fois par jour et pendant quatre jours il badigeonne la face interne des paupières renversées, à l'aide d'un pinceau imbibé de la macération au 50e. Le développement des fausses membranes, dit cet auteur, étouffe les granulations qui s'étiolent. Douze ou quinze jours suffisent pour amener la disparition des gros trachomes, mais il faut ensuite achever la guérison par un traitement approprié, comme à la suite de l'inoculation purulente (*Journal de médecine de Paris*, 12 mai 1883).

Dans une thèse faite sur l'inspiration de M. le professeur Gayet (Lyon 1883), M. Gaspard Bordet relate trente observations : *aucun des granuleux jequiritisés n'a été guéri.* L'auteur, on le comprend, préfère le sulfate de cuivre et le nitrate d'argent à *leur jeune rival* qu'il déclare impuissant au point de vue de la thérapeutique du trachome.

Les conclusions de M. le docteur Aimé Bernard (1), sont beaucoup plus favorables : le trachome est très souvent guéri avec toutes ses complications (pannus et ulcération de la cornée) par l'ophthalmie jequiritique.

1. Du traitement du trachome par le jequirity et la cantharidine Broch. in-8. Toulouse 1883.

M. Badal a expérimenté, en même temps que le jequirity, une solution éthérée et aqueuse de cantharidine. La conjonctivite ainsi développée présente un caractère croupal identique à celui de l'ophthalmie jequiritique. Au point de vue thérapeutique, l'expérimentation qui se poursuit démontrera si l'analogie d'action existe encore.

Le Dr Galezowski, dans le *Recueil d'ophthalmologie,* donne le résultat de ses essais avec le jequirity sur trois granuleux, et publie son triple échec sous ce titre : « *Du jequirity et de son insuccès dans le traitement des granulations.* » Peut-être sera-t-il permis de trouver fort radicale cette appréciation défavorable du jequirity, basée sur un si petit nombre de faits. Absolument comme si on niait l'action bienfaisante de l'atropine dans nombre de kératites parce que, dans certains cas, on peut, avec raison, la rendre responsable d'accidents glaucomateux qui ont aggravé la maladie première.

OBSERVATIONS

Dans un sujet aussi nouveau surtout, nous avons cru important de confronter les résultats obtenus à des sources diverses. Malheureusement ce regard en arrière nous éclaire peu ; nous voyons se produire des affirmations diamétralement opposées et aussi catégoriques les unes que les autres. Des divergences pour le mode d'emploi et pour les indications expliquent ces opinions contradictoires. Il est donc d'intérêt majeur de chercher à préciser et ces indications et la meilleure manière d'utiliser le nouvel agent thérapeutique qui, en tous cas, est doué de propriétés physiologiques incontestables. L'accord à ce point de vue est unanime, et il est à souhaiter que les observations, faites dans des conditions identiques, amènent la même unanimité pour le côté thérapeutique incomparablement plus important.

Voici maintenant ce qu'il nous a été donné de voir ; c'est d'après les seuls résultats de notre observation, d'après les faits que nous rapportons plus loin, que nous formulerons nos conclusions.

Dès le mois de septembre 1882, c'est-à-dire au lendemain de la communication de M. de Wecker, M. Dujardin faisait un premier essai du jequirity sur un des nombreux granuleux qui fréquentent le dispensaire de la Faculté libre de Lille ; ce fut un premier succès (obs. XIX).

Les faits ultérieurs ne répondirent pas à cet heureux

début. Suivant les indications de M. de Wecker, tous les cas de granulations chroniques étaient soumis à la méthode brésilienne ; les échecs se multiplièrent et le jequirity fut un moment complètement abandonné.

Convaincu cependant de l'action bienfaisante du jequirity dans nombre d'ophthalmies granuleuses, M. Dujardin institua une nouvelle série d'expériences qui, par élimination des cas réfractaires, donnèrent des résultats constamment favorables, dans un sens déterminé que nous allons préciser.

Les granulations conjonctivales hypertrophiques ayant paru spécialement rebelles, on les traita par les caustiques comme par le passé. Toujours elles furent beaucoup plus rapidement et plus favorablement modifiées par le sulfate de cuivre et le nitrate d'argent que par les applications de macérés jequiritiques.

Les deux premières formules de de Wecker furent tour à tour mises à contribution ; 1° macéré infusé (32 graines pour un litre d'eau) ; 2° macéré (10 grammes de jequirity pour 500 grammes d'eau).

La méthode des applications réitérées plusieurs fois par our et plusieurs jours de suite, détermine une réaction violente et nécessite l'hospitalisation du patient. M. Dujardin se demanda si les mêmes effets ne pourraient être obtenus par une inflammation modérée, provoquée à plusieurs reprises, en faisant un badigeonnage unique, *une ou tout au plus deux fois par semaine*. Ces *applications espacées* prolongent la durée du traitement ; mais les résultats obtenus finalement sont ceux que donnent les ophthalmies intenses. Grâce de plus à la période d'incubation qui précède les premières manifestations inflammatoires, toujours modérées et peu donloureuses dans ce procédé, le malade a le temps de rentrer chez lui sans malaise et sans difficulté.

Dans une communication faite à la *société des sciences médicales de Lille* (séance du 16 mai 1883), M. Dujardin précise en ces termes les indications de la méthode (1) :

« Le jequirity nous a paru surtout réussir :

1° Dans les cas de kératite granuleuse inflammatoire, même avec commencement d'ulcération de la cornée, mais accompagnée d'un état relativement satisfaisant des conjonctives palpébrales.

2° Dans les troubles de la cornée d'origine granuleuse persistant après cicatrisation des granulations, ou tout au moins coïncidant avec les formes torpides des granulations.

Dans les formes inflammatoires de conjonctivite granuleuse avec bourgeonnement de la muqueuse palpébrale, dans les granulations hypertrophiques, le jequirity paraît peu réussir.

Pour mieux préciser et d'une manière générale, nous serions tenté de dire que le jequirity convient à la kératite granuleuse et fort peu à la conjonctivite granuleuse, surtout lorsqu'il existe un certain degré hypertrophique des granulations. »

Depuis cette communication, les expériences se sont poursuivies à la clinique de la Faculté libre, et les documents nouveaux n'ont fait que confirmer de tous points ces données étayées aujourd'hui sur un nombre considérable de faits, et que nous croyons définitivement acquises.

1. In *Journal des sciences médicales de Lille*, n° du 5 juin 1883.

Aussi maintenons-nous entières, les conclusions que nous venons de reproduire : aujourd'hui comme alors le jequirity sert avec avantage dans toute une catégorie de cas d'ophthalmies granuleuses rebelles aux moyens de traitement anciennement employés. La kératite granuleuse, même très inflammatoire, se trouve très-bien du jequirity ; mais, pour ce qui est de la conjonctivite avec épaississement de la muqueuse, sécrétion, granulations boursoufflées, hypertrophiques, le jequirity nous paraît alors beaucoup inférieur aux caustiques quels qu'ils soient, employés avec la prudence voulue. Maintes fois nous en avons fait l'expérience, traitant sur le même malade un œil par le sulfate de cuivre, l'autre œil par le médicament brésilien. L'avantage, dans ces cas de conjonctivite granuleuse hypertrophique, restait toujours à la méthode de traitement par les caustiques. Au contraire, dans les cas de pannus invétéré, compliqué de petites ulcérations superficielles de la cornée entretenant un état irritatif prononcé et caractérisé par la photophobie et le larmoiement, l'avantage restait à l'œil soigné avec le jequirity ; l'autre, traité par les caustiques avec ou sans instillation d'atropine, restait dans cet état obstinément stationnaire, bien connu de ceux qui ont à soigner un grand nombre de granuleux.

M. de Wecker n'admet pas que le jequirity puisse être favorable à la cornée granuleuse, et sans action sur les granulations des paupières. Voici, à ce propos, ce qu'il écrivait tout récemment (1) :

1. Lettre au Dr Dujardin, in ournal des sciences médicales de Lille, n° du 5 juillet 1883.

« Comment voulez-vous que le Jequirity agisse bien dans la *kératite* granuleuse, et refuse son action dans la *conjonctivite* de même nature? Vous admettez bien avec moi que le revêtement cornéen n'est que la continuation de la conjonctive, il serait donc bien singulier que les granulations ayant attaqué cette partie de la conjonctive se comportassent autrement sous l'influence du jequirity que lorsqu'elles se sont développées sur le restant de la muqueuse. Le simple raisonnement contredit un fait semblable que l'observation clinique réfute catégoriquement du reste. »

Sans doute, la nature des lésions est la même sur la conjonctive et sur la cornée ; mais ces lésions ne sont-elles pas d'autant plus prononcées qu'on s'éloigne davantage de la cornée? N'est-ce pas dans les culs-de-sac de la conjonctive que siègent le foyer principal de la maladie et le point de départ des récidives? A ce niveau la muqueuse est altérée dans toute sa profondeur et dans tous ses éléments constitutifs, tandis qu'en général les troubles cornéens sont superficiels et peu prononcés.

Ces considérations anatomo-pathologiques expliquent les résultats de l'observation ; en fût-il autrement, que nous devrions nous incliner devant les faits auxquels nous allons maintenant laisser la parole :

Obs. I. (1). — Fleury Séraphine, 22 ans. Kérato-conjonctivite granuleuse de l'œil gauche, accompagnée d'une inflammation des plus vio-

1. Ces neuf premières observations ont été publiées dans le Journal des sciences médicales de Lille, n° 11, 1883. — Les neuf dernières sont inédites.

lentes, larmoiement, photophobie, douleurs très vives. Les conjonctives palpébrales sont épaisses, mais sans bourgeonnement de la muqueuse. Depuis six mois, état stationnaire malgré l'atropine, les onctions hydrargyriques belladonées sur les paupières, les révulsifs, etc. L'œil droit est sain, présente parfois une légère rougeur par sympathie. État général défectueux ; anémie très prononcée.

Trois applications de jequirity (form. n° 1) en l'espace de deux jours. L'ophthalmie provoquée est considérable : rougeur, tuméfaction, néo-membranes sur la muqueuse palpébrale. Les douleurs *ont disparu*. Au bout de quelques jours la cornée est déjà plus transparente, nouvelles applications de jequirity deux fois par semaine et guérison définitive en moins de six semaines. La malade reprend son travail. La cornée est totalement débarrassée d'un pannus qui recouvrait les deux tiers de la superficie totale.

Nous avons revu cette malade dernièrement ; la guérison persiste depuis un an. Ce résultat se maintiendra-t-il et sera-t-il constant ? Le traitement par le jequirity mettra-t-il le granuleux à l'abri des récidives ? C'est là une question que le temps peut seul résoudre.

Obs. II. — Prévost Mathilde, 17 ans, fréquente le dispensaire depuis trois ans pour un double pannus épais ; guérisons partielles, rechutes nombreuses. L'inoculation blennorrhagique est contre-indiquée par un etat général des plus déplorables : pâleur et bouffissure de la face, traces d'adénites suppurées au cou.

Trois applications de jequirity en trois jours (form. n° 1). Amélioration évidente au bout de la première semaine de traitement. On continue les applications de jequirity une fois par semaine ; les yeux sont maintenant en très bon état. Les cornées ont retrouvé leur transparence ; depuis des années la vision n'a été aussi satisfaisante, et depuis cinq mois aucune rechute, même légère.

Obs. III. — Jules Bauchon, 25 ans. Pannus double généralisé, mais peu épais ; nombreuses cicatrices de granulations à la face interne des paupières. Une seule application de jequirity par semaine (form. n° 2). Amélioration sensible dès la première application. Au bout de deux mois, V. deux tiers de chaque œil.

Obs. IV. — Marie Pottier, 18 ans, d'Haubourdin. Pannus complet de l'œil gauche, datant de plusieurs années, avec strabisme convergent de cet œil. Application de jequirity une fois par semaine (form. n° 2). Amélioration rapide, la cornée gagne en transparence après chaque application; la vue reste défectueuse néanmoins, conséquence probable du strabisme.

Obs. V. — Marie Parise, 17 ans. Pannus crassus double; entièrement aveugle. Application de jequirity deux fois par semaine (form. n° 2). Prompte amélioration; peut se conduire seule au bout d'un mois. Les pannus s'effacent de jour en jour. La transparence des cornées est revenue à un degré très satisfaisant. La vision n'a pas été aussi bonne depuis nombre d'années.

Obs. VI. — Veuve Debacker, 41 ans, de Marcq. Pannus double assez épais, très ancien, compliqué de trichiasis, entropion des deux yeux. Opérée pour son entropion; amélioration de la vue après l'opération, puis état stationnaire. Applications de jequirity une fois la semaine (form. n° 2) suivies d'une amélioration notable de la vision.

La transparence de la cornée est redevenue parfaite au bout de 8 applications.

Obs. VII. — Maria Chapelle, 17 ans. Pannus peu épais de l'œil droit, guérie plusieurs fois, mais récidives fréquentes. Applications de jequirity une fois par semaine (form. n° 2), amélioration promptement obtenue, pas de rechute depuis 5 mois.

Obs. VIII. — Mme Debaudinghien, 57 ans, de Camphin. Pannus très étendu de la cornée gauche datant de douze ans; affection des voies lacrymales du même côté. Une application de jequirity tous les quinze jours (form. n° 2) amène un bon résultat. Depuis six mois nous la traitions par le sulfate de cuivre, sans éclaircissement de la cornée (1).

Obs. IX. — Fremaux Zoé, 19 ans, de Roubaix. Pannus double, épais, généralisé, datant de 10 ans; la malade peut à peine se conduire seule. Applications de jequirity (form. n° 2) deux fois par semaine. Au bout de deux mois la vue est revenue à un degré presque inespéré. On continue le traitement, les progrès de la vision sont très sensibles, la guérison est presque complète.

Obs. X. — François Debeire, 50 ans, de Roubaix, en traitement depuis dix-huit mois en Belgique, pour un double pannus granuleux qui a résisté au nitrate d'argent, au sulfate de cuivre et à l'acétate de plomb. Les conjonctives palpébrales retournées présentent des traces nombreuses d'anciennes granulations aujourd'hui cicatrisées. Pas de sécrétion conjonctivale, mais un larmoiement excessif occasionné par l'inflammation panniforme des deux cornées : l'atropine, les sangsues, les dérivatifs n'amènent qu'un amendement passager. Le malade est soumis aux applications de jequirity de loin en loin (1 gr. pour 50), tous les dix jours à peu près, quand l'ophthalmie jequiritique a bien épuisé ses effets. Changement très notable au bout de très peu de temps : les cornées se nettoient, leur surface perd les inégalités multiples qu'on notait autrefois. Au bout de six semaines de traitement le malade reprend son travail. Des pannus, il ne reste que quelques opacités à la partie supérieure de chaque cornée; la vascularisation cornéenne et périkératique a tout à fait disparu.

Obs. XI. — Vesse Émile, 32 ans, terrassier. Double pannus granuleux très ancien, compliqué de trichiasis des deux paupières supérieures. — Opéré tout d'abord pour cette dernière affection et, à la suite, éclaircissement des cornées. Deux mois plus

1. Le succès fut complet après 3 mois de traitement.

tard, le mieux semble s'arrêter, la rougeur des yeux reparaît, le malade est alors soumis, tous les dix à douze jours, aux badigeonnages avec le jequirity (1 p. 50). A chaque visite l'amélioration de la vue est notable et, après la huitième application, les pannus ont totalement disparu.

Obs. XII. — Sioen Joseph, 60 ans, de Roubaix. Pannus double, peu étendu à l'œil gauche, à l'œil droit, couvrant presque toute la cornée. De ce côté, une particularité intéressante à noter : un petit point noirâtre, bien rond, qu'on prendrait de prime abord pour un corps étranger ; en regardant de près on voit qu'il s'agit d'une kératocèle, mais sans saillie comme d'ordinaire ; la membrane de Descemet affleure exactement la surface de la cornée. Les conjonctives palpébrales présentent cette ligne cicatricielle, voisine du bord libre, si fréquente dans le trachome. Pas de sécrétion.

Un badigeonnage des paupières avec le jequirity, tous les dix jours (1 p. 50), amène un changement notable : la vue s'éclaircit, le réseau vasculaire qui couvrait les cornées s'amincit et finit par disparaître. La kératocèle subit peu de changement, mais s'est plutôt rétrécie. Au bout de deux mois le malade se trouve assez guéri pour reprendre son travail.

Obs. XIII. — Bertens Constant, 45 ans, vient consulter le 5 octobre dernier pour une kérato-conjonctivite granuleuse suraiguë de l'œil droit, datant de 15 jours et provoquant de très vives douleurs. Le malade a eu, il y a six ans, une attaque analogue et du même côté. Le même jour, on badigeonne les paupières avec le jequirity (1 p. 50), très légèrement comme chaque fois qu'il y a un état très inflammatoire de l'œil. Le surlendemain, on constate un développement prononcé de l'ophthalmie jequiritique : gonflement érysipélateux des paupières, cornée plus trouble, etc. Les douleurs en revanche ont disparu, le malade éprouve un complet soulagement.

Nous voyons Bertens tous les trois jours : l'ophthalmie jequiritique, abandonnée à sa marche naturelle, disparaît au bout d'une douzaine de jours, et en même temps la kératite granuleuse est complètement guérie.

Obs. XIV. — Delebart Célina, 22 ans. Phthisie complète de l'œil droit; kératite panniforme de l'œil gauche, traitée depuis plusieurs années sans amélioration sensible soit par les caustiques, soit par l'atropine; en dernier lieu, par la pommade à l'oxyde jaune de mercure. Cornée trouble, couverte d'un réseau vasculaire à mailles peu serrées : injection périkératique assez prononcée, photophobie, larmes abondantes et cuisantes.

Une application de jequirity (1 p. 50) le 9 octobre dernier. Le surlendemain, le gonflement palpébral est considérable, la cornée moins transparente. Au bout de six jours le bénéfice du jequirity commence à devenir évident, la vue gagne sensiblement.

Le troisième badigeonnage (on en fait un par semaine) est suivi du retour complet de la cornée à l'état normal.

Obs. XV. — Dernelle Estelle, 28 ans. Pannus très ancien de l'œil gauche, avec incrustations au centre de la cornée. Les conjonctives palpébrales offrent des traces multiples de granulations cicatrisées ; absence de sécrétion.

Une application de jequirity tous les dix jours; au bout de quatre badigeonnages, la transparence de la cornée est déjà bien meilleure. La malade est encore en voie de traitement.

Obs. XVI. — Léon Blaise, 27 ans. Kératite granuleuse très inflammatoire de l'œil gauche avec flot de larmes, blépharospasme et crises fréquentes de douleurs ciliaires. L'atropine et les sangsues à la tempe n'ont produit qu'un soulagement momentané. Un seul badigeonnage des paupières avec le jequirity (1 p. 50) amène dès le lendemain la disparition complète des douleurs, contraste frappant avec les symptômes en apparence plus défavorables dus au jequirity : turgescence des paupières, sécrétion plus abondante, etc. La cornée est aussi bien plus trouble qu'avant l'emploi du remède brésilien. On laisse l'ophthalmie jequiritique suivre son cours naturel ; au bout d'une douzaine de jours, tout est terminé : la cornée a retrouvé sa transparence, le malade guéri reprend son travail.

Obs. XVII. — Christine Varlet, 60 ans, de la Chapelle-d'Armentières. Phthisie complète de l'œil droit ; nombreuses opacités cornéennes, suites d'anciens trachomes. Pas de vascularisation de la cornée ; absence de sécrétion conjonctivale. La vue est très affaiblie : à peine la malade peut-elle se diriger seule. On pratique tous les huit jours un badigeonnage des paupières avec la préparation ordinaire de jequirity (1 p. 50). Au bout de trois applications, l'amélioration de la vue est très manifeste, le trouble de la cornée s'est dissipé en partie. La malade est tout heureuse d'une guérison sur laquelle elle ne comptait plus guère, après les nombreux traitements qu'elle avait suivis depuis des années, sans aucun résultat.

Obs. XVIII. — Joachim Pollet, 41 ans, de Canteleu.
Anciens trachomes, avec rechutes fréquentes ; actuellement poussée inflammatoire de kérato-conjonctivite à l'œil droit, datant de six jours, photophobie, larmoiement, vives souffrances. Infiltration grisâtre de toute la moitié interne de la cornée avec commencement d'ulcération vasculaire. Une application *légère* de jequirity (1 p. 50) amène une détente complète : les douleurs disparaissent ; l'œil, quoique plus gonflé, supporte mieux la lumière. On abandonne l'ophthalmie jequiritique à elle-même ; au bout de six jours, elle a disparu ; la cornée a retrouvé sa transparence. Il ne subsiste qu'une légère opacité à l'endroit de l'ulcère dont la cicatrisation s'est opérée avec une remarquable rapidité.

D'après les faits que nous venons de relater et que nous pourrions multiplier, le jequirity a sa place toute marquée dans le traitement de l'ophthalmie granulaire. A côté des caustiques, excellents pour modifier la muqueuse conjontivale granuleuse et hypertrophiée, nous avons maintenant un nouvel agent d'une efficacité souveraine pour combattre les complications cornéennes, soit qu'il s'agisse de ces anciens pannus d'une ténacité si désespérante, soit qu'on ait à combattre une de ces poussées inflammatoires, parfois si violentes, comme on en observe dans le cours de l'ophthalmie granuleuse (obs. I, XIII, XIV, XVI, XVIII).

Dans le cas de pannus cornéen avec inflammation oculaire modérée, on poussera assez loin le jequiritisme et on répétera l'ophthalmie autant de fois qu'il sera jugé nécessaire. Lorsqu'il s'agira au contraire d'une kérato-conjonctivite très aiguë, on se contentera d'un très léger badigeonnage des paupières, suffisant pour provoquer un effet considérable qui se manifestera dès le lendemain par du gonflement des paupières, par un trouble plus marqué de la transparence de la cornée, mais ces symptômes ne doivent nullement jeter l'alarme : le malade d'ailleurs est plein de confiance, les douleurs oculaires ayant généralement disparu avec les premiers effets du jequirity.

Il y a bientôt trente années, Warlomont cherchant à expliquer ce mode d'action de l'inoculation blennorrhagique qu'il avait pour sa part largement expérimentée, écrivait : « L'ophthalmie purulente déterminée par inoculation agit-elle d'une manière spécifique, ou seulement en vertu de la violente inflammation qui en a été la conséquence? Nous inclinons sensiblement vers cette dernière opinion. Aussi n'hésiterions-nous pas, si l'inoculation devait jamais nous inspirer la commune terreur qui l'a si longtemps tenue écartée de la pratique, à faire l'essai d'autres agents, si nous en connaissions qui fussent susceptibles de déterminer une inflammation suppurative égale à celle qui suit l'introduction dans l'œil du pus blennophtalmique. Mais où trouver l'agent capable de déterminer par le fait d'une réaction dynamique, les symptômes réflexes dont l'inoculation nous donne le spectacle ? Quel est le corps irritant qui provoquera la série de ces phénomènes d'où sort la réaction indispensable au succès, et qui ne commencera pas par désorganiser les tissus auxquels on l'aura appliqué ?

Nous abandonnons la solution de cette question aux *inoculophobes*... (1). »

Le jequirity, dont nous sommes redevables à de Wecker (2), peut jusqu'à un certain point être considéré comme ce succédané de l'inoculation souhaité par Warlomont, mais pas à égalité de puissance. L'ophthalmie produite par le jequirity, même employé à haute dose, sera toujours inférieure à la véritable ophthalmie purulente, sinon comme violence des symptômes, au moins pour l'étendue des résultats.

1. Annales d'oculistique, 1855, t. I, p. 20.

2. De Wecker précisément n'est pas, tant s'en faut, *inoculophile* ; qu'on en juge : « il m'a toujours répugné, écrit-il encore récemment, de recourir à l'inoculation blennorrhagique ; l'idée de combattre une maladie contagieuse par une autre non moins grave n'a jamais eu grand attrait pour moi... »

DE L'INOCULATION PURULENTE

Nous croyons inutile de refaire en détail l'histoire, bien connue aujourd'hui (1), de l'inoculation purulente. Après en avoir rappelé brièvement les grandes phases, nous insisterons quelque peu sur les points qui peuvent permettre de comparer les ophthalmies blennorrhoïque et jequiritique, leur *marche*, leurs *avantages*, leurs *inconvénients* respectifs, leurs *indications*.

C'est à un professeur de Vienne, Frédéric Jœger, que sont dues les premières inoculations purulentes tentées pour le traitement de pannus granuleux. La nature le mit sur la voie de ce moyen curatif : ayant vu des granuleux guérir à la suite d'une conjonctivite blennorrhagique accidentelle, il recourut, dès 1812, à ce procédé énergique pour les cas réfractaires aux moyens ordinaires de traitement. Cette pratique, qui donna de nombreux succès à son auteur, ne fut publiée qu'en 1840.

Jœger ne se servait que du pus de l'ophthalmie des nouveau-nés. La même année, J.-F. Piringer (de Gratz) annonce le résultat de 61 inoculations pratiquées indifféremment avec le pus de la conjonctivite des nouveau-nés ou celui de la conjonctivite blennorrhagique : 2 ne modi-

1. Consulter : Vilfroy, thèse de Lille, 1882; Terrier, Revue de Chirurgie, février 1883.

fièrent en rien l'état de l'œil, 25 amenèrent une amélioration notable ; dans 34 cas, la guérison fut complète.

On le voit, cette médication hardie fut, dès l'origine, fertile en résultats heureux ; cependant elle reste confinée en Autriche jusque vers 1840.

A cette époque, quelques essais furent tentés en Amérique et en Angleterre avec des résultats très satisfaisants.

Nulle part l'ophthalmie granuleuse n'était aussi répandue et n'exerçait autant de ravages qu'en Belgique. En 1833, les *compressionnistes* (1) ayant eu gain de cause sur les *contagionnistes*, les soldats granuleux furent renvoyés dans leurs foyers. Mesure malheureuse qui ne tarda pas à porter ses fruits : le mal, cantonné jusque-là dans les casernes, se propagea dans la population des villes et des campagnes avec une désolante rapidité. Aussi les occasions ne manquèrent pas aux praticiens belges de mettre à contribution le procédé de Jœger et de Piringer qui se présentait à eux avec le prestige des nombreux succès dont déjà son passé pouvait s'enorgueillir.

De fait, l'inoculation rencontra en Belgique ses champions les plus décidés (2), et ne tarda pas à entrer dans la pratique courante.

En France, cependant, la conviction se faisait difficilement dans l'esprit des chirurgiens, malgré les succès de Desmares, de Rivaud-Landrau (de Lyon). Pendant une

1. Les médecins belges *compressionnistes*, se basant sur ce que l'armée était spécialement éprouvée, attribuaient la maladie à la compression exercée sur la tête et le cou par le schako et le col.

2. Hairion (de Louvain), von Roosbroock (de Gand), Fallot (de Namur), Warlomont.

période de seize ans, le silence est absolu sur la question, et il faut arriver en 1873 pour retrouver de nouvelles observations.

M. Léon Brière (du Hâvre) mit fin à cette longue lacune en publiant cinq cas observés à la clinique de Sichel fils.

Deux nouveaux faits, non moins heureux que les premiers, furent encore relatés par Brière en 1875.

Dans la séance du 26 juin 1878, M. le professeur Panas communique à la Société de chirurgie, deux cas d'inoculation du pus de blennorrhagie uréthrale aiguë. M. Panas conclut qu'aucun autre mode de traitement des granulations ne jouit contre ces productions néoplasiques d'un pourvoir résolutif comparable à celui de l'inoculation.

Cette série heureuse donna confiance aux plus hésitants : Abadie qui, en 1876, croyait la méthode tombée en désuétude, même en Belgique, inocule le pus de l'ophthalmie d'un nouveau-né dans un cas de pannus unilatéral (1878). Le résultat fut satisfaisant et l'auteur déclara se rendre à l'évidence.

D'après l'aperçu historique fait, il y a quelques mois, par M. Terrier dans la *Revue de chirurgie*, il existe actuellement trente-deux observations publiées par des chirurgiens français.

On conçoit combien il est difficile d'être complet dans une statistique de ce genre : nous avons à signaler pour notre part deux observations de notre maître M. Dujardin, publiées l'an dernier dans le *Journal des sciences médicales de Lille*, et qui ne figurent pas dans le tableau de M. Terrier.

Ce nombre est donc certainement au-dessous de la réalité ; tel qu'il est, il prouve déjà que l'opinion des ophthalmologistes français s'est profondément modifiée dans ces dix dernières années, relativement à cette méthode héroïque que l'on avait réussi à entacher chez nous d'une injuste réprobation. Ceux-là même à qui elle répugnait le plus, après avoir appris à la mieux connaître, en sont devenus de hardis champions, le succès ayant dépassé toutes leurs espérances.

Voici ce que disait, l'an dernier, M. Abadie en proposant l'inoculation même *dans le cas de pannus incomplets ou d'ulcérations cornéennes* : « Si, comme nous le pensons, la destruction de la cornée peut être évitée, le traitement de la conjonctivite granuleuse par l'inoculation devient idéal, car il amène toujours une guérison absolument complète et le retour de la muqueuse à l'état normal. » (*in Ann. d'ocul.*).

L'OPHTHALMIE PURULENTE PROVOQUÉE

MARCHE. COMPLICATIONS. TRAITEMENT

Marche. — Les symptômes de l'ophthalmie purulente artificielle ou accidentelle sont absolument les mêmes.

Quelques heures après l'inoculation, 6 et 72 comme chiffres extrêmes, 24 en moyenne, l'œil devient sensible à la lumière. Le patient éprouve des picotements qui vont croissant; on observe de la photophobie, du larmoiement. Bientôt la conjonctive s'injecte, la paupière supérieure devient rouge, tendue, énorme. La sécrétion d'abord séro-purulente, devient ensuite franchement purulente et s'écoule abondamment quand on entr'ouvre les paupières. De vives douleurs se font sentir autour de l'orbite, la fièvre éclate avec son cortége ordinaire de symptômes : soif, anorexie, accélération du pouls, élévation de la température, insomnie.

D'ordinaire vingt-quatre heures après le début, le pus s'échappe à flots de la fente palpébrale, irritant et excoriant la peau de la joue; un volumineux bourrelet de chemosis fait voir la cornée, rouge et méconnaissable, au fond de l'infundibulum conjonctival.

Cette marche ascendante dure trois à quatre jours; puis vient la période d'état, d'une durée de un à trois septenaires. Tous les phénomènes persistent : douleurs, purulence, gonflement œdémateux des paupières. Peu à peu les douleurs deviennent plus rares et s'apaisent, les paupières s'affaissent, la sécrétion se tarit, le sommeil et l'appétit reviennent ; c'est le début de la période de résorption qui demande un à deux mois.

Quand le patient ouvre pour la première fois les yeux, de volumineux bourgeons charnus masquent la cornée, et l'on se demande si la réparation pourra se faire. Il faut avoir assisté au résultat qui couronne cette effrayante évolution pour se sentir rassuré en présence de pareils désordres.

Le processus que nous venons d'esquisser ne rappelle guère l'évolution de l'ophthalmie jequiritique. A propos de cette dernière, nous avons assez insisté sur l'absence de chemosis, d'écoulement purulent, de douleurs vives ; nous n'y reviendrons pas. La durée est loin d'être la même : le maximum est de dix à douze jours pour une violente ophthalmie jequiritique ; l'ophthalmie blennorrhoïque dure en moyenne de trois à six semaines. Les faits où la purulence a disparu plus tôt sont exceptionnels (onzième jour dans un cas de M. Faucon) (1).

Complications. — La différence des dangers courus par la cornée dans l'une et l'autre de ces inflammations provoquées mérite d'être prise en sérieuse considération.

La cornée n'a jamais été compromise chez les malades que nous avons traités par le jequirity. M. de Wecker in-

1. Vifroy, thèse de Lille, 1882.

siste beaucoup sur ce point. Même avec la macération la plus concentrée à 5 pour 100, il n'a jamais eu d'accident à déplorer, et cependant l'inflammation a pu être assez violente pour simuler un phlegmon de la face.

L'innocuité du jequirity ne serait cependant pas absolue :

Le professeur Manfredi (de Modène) relate le cas d'une vieille femme de 70 ans, qui eut les deux cornées détruites après des applications trop fréquentes de macéré à 1/2 pour 100.

En tout cas, on peut ici graduer les effets et, en agissant avec prudence, on sera sûrement à l'abri des redoutables complications dont l'inoculation purulente peut être suivie.

L'accident le plus grave qu'on ait à redouter, dans le cours de l'ophthalmie purulente, est certainement le sphacèle de la cornée par étranglement de ses vaisseaux nourriciers.

L'ulcération, la perforation de la cornée avec hernie de l'iris se font quelquefois avec une rapidité effrayante dans les cas d'ophthalmie blennorrhagique accidentellement contractée par un œil sain ; trop souvent les efforts du chirurgien sont impuissants à éviter la complète destruction, la phthisie de l'œil. Quand l'inoculation est indiquée et voulue, bien que l'intensité inflammatoire ne soit nullement modifiée par les lésions cornéennes ou conjonctivales, ces graves complications deviennent très rares.

Nous ne chercherons pas cependant à dissimuler la gravité de quelques revers, bien faits pour expliquer les appréhensions de beaucoup de chirurgiens. Mais, même en laissant à la méthode toute la responsabilité, quel est donc en thérapeutique le procédé qui ne compte que des succès? Quel est celui qui, comme l'inoculation, peut offrir en compensation à quelques échecs exceptionnels, une si nombreuse série de guérisons, dans des cas où tout autre traitement était d'avance frappé de stérilité? Ne l'oublions pas en effet, chez les sujets ainsi traités, la vision était généralement perdue, le remède ne pouvait être pis que le mal et on n'y recourait qu'en désespoir de cause.

Ce qui précède a trait aux accidents de l'inoculation purulente, quelle que soit la nature du pus inoculé ; il nous reste à signaler quelques particularités spéciales au virus blennorrhagique.

M. Poncet de Cluny a rapporté, dans les *Archives d'ophthalmologie* de 1881, un fait de rhumatisme blennorrhagique, survenu à deux reprises différentes, sous l'influence de l'inoculation du pus uréthral. L'ophthalmie provoquée pouvait seule être incriminée, puisque le sujet était vierge d'antécédents rhumatismaux comme de tout écoulement uréthral. Du reste, les manifestations articulaires disparurent avec la blennorrhée oculaire.

Sans doute le rhumatisme blennorrhagique, dans ce cas, fut bénin ; mais qui ne sait qu'il peut devenir très grave et même mortel, comme nous en avons récemment observé un cas dans le service de M. Horteloup?

Dans l'observation XXII, nous avons vu éclater, au moment où la période aiguë de l'ophthalmie blennorrhagique était passée, une attaque d'iritis intense. Était-ce une propagation de l'inflammation superficielle? Assistionsnous au contraire à une complication spéciale due à la nature du pus virulent inoculé? Avions-nous affaire à l'iritis blennorrhagique ? Nous reparlerons de cette question après avoir relaté l'observation. Disons dès maintenant que le sujet ne présentait pas d'écoulement uréthral et niait en avoir jamais eu.

Au point de vue de l'énergie des propriétés virulentes, les différents auteurs s'accordent presque tous à reconnaître que le pus provenant de l'ophthalmie des nouveau-nés, est moins violent dans ses effets que le pus recueilli, soit de l'urèthre, soit de la conjonctive d'un adulte atteint de blennorrhagie. Cette opinion est confirmée par des faits : Brière (1), ayant inoculé du pus de l'ophthalmie des nouveau-nés n'obtint qu'une ophthalmie avortée ; il réussit ensuite à déterminer une violente inflammation, avec du pus de blennorrhagie aiguë. Nous rapportons nous-même une observation analogue.

D'autre part, avec la matière de l'ophthalmie des nouveau-nés, il n'a jamais été question des complications de rhumatisme. Aussi serions-nous d'avis d'essayer toujours ce produit virulent avant de recourir à celui de la blennorrhagie. C'est la pratique de notre maître, M. le Dr Dujardin.

Un autre fait intéressant à connaître, c'est que l'activité du pus virulent s'affaiblit au fur et à mesure que l'affection est plus éloignée de son début ; dans deux observations dues à Sichel (2) et à Brière (3), on échoua avec le pus de l'uréthrite chronique, alors que celui de la blennorrha-

1. Vilfroy, *loco citato*.
2. *In Bull. génér. de thérapeutique*. t. 85.
3. *In Ann. d'oculistique*, t. 74.

gie uréthrale ou oculaire, à la période aiguë, détermina une réaction des plus intenses.

Ces deux considérations de la nature de la sécrétion purulente inoculée, et de la période de l'affection contagieuse à laquelle le virus est utilisé, sont tout ce que nous connaissons au point de vue d'un dosage relatif de l'ophthalmie purulente provoquée.

Peut-être parviendra-t-on un jour à atténuer le virus de l'ophthalmie purulente, soit par la culture des éléments figurés, soit par tout autre moyen. En l'état actuel des choses, il n'y a pas lieu de le dissimuler, l'inoculation compte des revers, des échecs cruels qui doivent la faire regarder comme une méthode de dernière extrémité.

Traitement. — Un avantage considérable de l'ophthalmie jequiritique, c'est qu'on peut l'abandonner à elle-même ; elle guérit spontanément, sans aucune intervention.

En est-il de même après l'inoculation ? Faut-il traiter l'ophthalmie purulente provoquée, comme on traiterait celle qui se développerait accidentellement sur un œil sain ? Doit-on au contraire respecter son évolution ?

Warlomont et les ophthalmologistes belges n'interviennent que dans une seule circonstance : quand il survient une ulcération de la cornée. On en sera averti par une douleur très vive, subitement accusée par le patient ; à ce moment, il sera temps encore d'enrayer la marche destructive de l'inflammation. Aussi faut-il suivre très attentivement le malade, pendant les premiers jours surtout, et se tenir prêt à parer aux menaces de complication par une thérapeutique énergique.

Jœger avait recours dans ce but au traitement antiphlogistique : purgatifs, applications froides.

Warlomont, dans les cas où la violence de l'inflammation menace la cornée de perforation et de destruction, emploie les instillations de nitrate d'argent (5 à 20 centig. pour 30 gr. d'eau). En dehors de ce cas spécial, il se contente de lotions à l'eau tiède, pour enlever le pus qui se forme incessament.

En France, cette pratique des ophthalmologistes belges est suivie par M. Brière qui considère comme irrationnel de rechercher à enrayer l'ophthalmie provoquée.

M. le professeur Faucon, dans le fait que nous avons signalé déjà, a utilisé le traitement de la conjonctivite blennorhagique préconisé par M. Gosselin : injection dans les yeux, toutes les trois heures, d'eau alcoolisée à 50 pour 100.

Les autres chirurgiens français qui ont pratiqué l'inoculation ont eu recours à ce que M. le professeur Panas appelle la méthode abortive : applications de compresses glacées, cautérisation au crayon mitigé ou avec des solutions concentrées de nitrate d'argent. M. le professeur Panas a employé, dans un cas, le crayon pur. Les lotions antiseptiques sont aussi très en usage.

L'intervention n'est continuée que pendant la période la plus aiguë : on revient aux simples lotions de propreté dès que le chemosis et la suppuration diminuent.

Il est difficile de se prononcer, d'après les résultats publiés, pour l'une ou pour l'autre de ces lignes de conduite qui toutes deux comptent des succès. Le plus ou moins de développement des lésions est un élément dont il faut tenir grand compte : tel pannus complet, charnu, protégera suffisamment la cornée pour permettre l'expectation ; dans tel autre, le peu d'épaisseur de la trame vasculaire demandera une intervention préventive. A plus forte raison, dans le cas de cornée largement ulcérée, avec un pannus très léger et très limité, l'ophthalmie voulue ou accidentelle sera justiciable d'une thérapeutique énergique. Nous avons en vue le fait publié en 1882 par M. Abadie, dans les *Annales d'oculistique*. (Voir la page suivante).

En somme, les partisans les plus résolus de la non-intervention, dans l'ophthalmie purulente provoquée, recommandent une surveillance très assidue dont dispense l'ophthalmie jequiritique, telle du moins que nous la développons par les applications espacées.

INDICATIONS DE L'INOCULATION PURULENTE

L'inoculation a d'autant plus de chances de succès que l'affection est plus prononcée. Contrairement aux autres méthodes, elle réussit d'autant mieux que les lésions sont plus étendues.

A l'origine, les indications étaient fort précises dans leur restriction ; on ne devait inoculer que les malades porteurs de pannus doubles, généralisés, rebelles aux autres traitements. Peu à peu cette rigueur a paru excessive : l'an dernier, M. Abadie, dans un article publié par les *Annales d'oculistique*, proposait de pratiquer l'inoculation dans des cas de pannus même *légers et s'accompagnant d'ulcération*, en prenant la précaution de *modérer* l'ophthalmie provoquée, par la cautérisation deux fois par jour avec la solution de nitrate d'argent au 30e.

M. Abadie a eu l'occasion d'appliquer ces idées dans un cas de pannus léger, limité au tiers supérieur de la cornée ; à ce niveau se voyait une ulcération d'environ trois millimètres de diamètre.

Une perforation se produisit, et finalement un leucome adhérent occupa le quart supérieur de la cornée, siége de l'ancienne ulcération. La vision ne fut pas absolument compromise ; grâce à la création d'une pupille artificielle, le résultat fut même assez satisfaisant pour que M. Abadie se propose de renouveler cette tentative à l'occasion.

L'exemple ne nous semble pas encourageant.

Dans une de nos observations (XXIIe) l'inoculation fut pratiquée pour un pannus granuleux, partiel, traité sans résultat depuis plus de 4 ans. Notons qu'il n'y avait pas la moindre ulcération cornéenne, et que l'ophthalmie purulente fut énergiquement traitée dès le début par le caustique lunaire et les applications de glace en permanence. On ne put éviter cependant la perforation qui se produisit au troisième jour.

Les contre-indications tirées de la transparence partielle, de l'ulcération de la cornée sont donc très-fondées et doivent être maintenues.

La bilatéralité des lésions est-elle une condition indispensable pour pratiquer l'inoculation? C'est l'opinion de M. le professeur Panas qui considère comme des remparts illusoires toutes les mesures prises en vue de préserver l'œil sain. M. Warlomont recommande aussi de s'abstenir en pareil cas, pour ne pas s'exposer à perdre l'œil sur lequel le malade peut compter le plus.

Bon nombre de faits prouvent que l'ophthalmie inoculée peut rester unilatérale, et cela sans précautions bien compliquées. Dans plusieurs, on se contente de faire des recommandations au malade (Poncet, Dujardin, Terrier).

Abadie s'est très bien trouvé de l'appareil monocle du Dr Maurel, composé d'un verre concave-convexe, enchassé dans une garniture de caoutchouc qui s'adapte aux parties molles péri-orbitaires.

Après une série de cinq inoculations où la contagion ne s'est pas effectuée, malgré l'absence de précautions spéciales, nous venons d'observer au dispensaire de la faculté libre de Lille, un cas moins heureux que nous relatons à la fin de notre travail et qui, à nos yeux, justifie toutes les réserves faites pour ces cas de pannus unilatéral.

L'inoculation est contre-indiquée dans les staphylomes très prononcés : la cornée, dans ces conditions, est tellement amincie que sa perforation serait la conséquence presque fatale de l'ophthalmie purulente.

D'après ce que nous venons de dire, les indications de l'inoculation sont assez restreintes, celles du jequirity le sont beaucoup moins : les pannus partiels, ulcérés, peuvent être justiciables du remède brésilien et s'en trouver très bien. La contre-indication tirée de l'unilatéralité des lésions n'existe plus ; l'œil sain jouit pendant l'évolution inflammatoire d'une sécurité absolue. L'expérimentation démontre en effet que l'inoculation avec les produits de l'ophthalmie jequiritique ne donne qu'une réaction très peu intense et, le plus souvent même, avorte complètement.

Cette considération est assez importante, dans les cas de pannus unilatéral, pour trancher la question en faveur du jequirity et faire irrévocablement abandonner l'inoculation purulente, si réellement il y a identité d'efficacité dans les inoculations végétale et animale.

Les faits nous ont prouvé que cette identité n'existe pas.

L'inoculation purulente n'agit pas seulement sur le pannus; elle étend son action curative à toute l'étendue de la muqueuse conjonctivale.

« Dans tous les cas où la succession des phénomènes,

suites de l'inoculation, s'est déroulée sans entraves chez des individus atteints de granulations, quelque volumineuses et quelque anciennes qu'elles fussent, les granulations ont toujours disparu quand la blennorrhée oculaire avait parcouru ses périodes. » Warlomont. (Ann. d'ocul. t. XXXIII).

Aussi est-il inutile de traiter préalablement les granulations, quand on a l'intention d'avoir recours à l'inoculation pour guérir le pannus. Si l'on recourait au jequirity, ce serait indispensable, pour peu que les lésions conjonctivales fussent développées.

OBSERVATIONS

En dehors des deux faits signalés dans le travail de M. Terrier (1), M. Dujardin a pratiqué encore l'inoculation blennorrhagique sur quatre malades. Sauf un cas (obs. XXII) où il y eut d'assez graves accidents, le résultat fut très bon comme on pourra en juger d'après les observations qu'il nous a paru intéressant de rapporter.

Obs. XIX (2). — Dispensaire Saint-Raphaël. Clinique du docteur Dujardin.

Ophthalmie granuleuse ; inoculation blennorrhagique de l'œil gauche ; lavage de l'œil droit avec le jequirity. Guérison.

Crombet Jules, 27 ans, de Templeuve, est atteint d'une ophthalmie des plus tenaces pour laquelle nous lui avons donné nos soins à plusieurs reprises.

Au mois de juillet 1882 il vient nous retrouver pour une nouvelle rechute.

L'état des yeux est le suivant : œil gauche, pannus très épais recouvrant les deux tiers supérieurs de la cornée; blépharoptose considérable; l'œil est à peine entr'ouvert, très larmoyant, occasionnant de vives douleurs ; granulations conjonctivales volumineuses.

Œil droit, kératite panniforme légère occupant à peu près le quart supérieur de la cornée.

1. Voir in. *Revue de chirurgie*, n° de février, 1883, un *tableau des 32 inoculations publiées en France pour guérir le pannus.*

2. *Journal des sciences médicales de Lille*, 5 octobre 1882.

La forme du pannus qui recouvre l'œil gauche laisse entrevoir une guérison très laborieuse, peut-être même impossible à obtenir par les cautérisations ordinaires. Nous proposons d'emblée au malade l'inoculation blennorrhagique qui nous a réussi dans les cas de ce genre.

Le malade accepte, et le 2 août 1882 nous pratiquons l'inoculation de l'œil gauche, nous servant de pus recueilli chez un nouveau-né atteint d'ophthalmie purulente déjà sur le déclin.

L'ophthalmie provoquée se déclare le surlendemain dans la soirée. Nous modérons sa violence par des instillations d'atropine et quelques cautérisations au nitrate d'argent, convenablement espacées, comme nous avons l'habitude de le faire en pareil cas. Après une période de quelques jours, les symptômes très aigus disparaissent, l'ophthalmie est devenue modérée ; nous l'abandonnons à sa marche naturelle.

Le pannus, épaissi d'abord pendant la période d'invasion de l'ophthalmie, commence bientôt à s'éclaircir. La paupière supérieure se relève graduellement ; tous les jours la guérison s'accentue.

Sans avoir pris aucune précaution, sans avoir assujetti le malade à porter sur l'œil droit le monocle transparent de Maurel, l'ophthalmie purulente ne gagne pas l'œil non inoculé.

Restait à guérir l'œil droit, atteint, comme nous l'avons dit, d'une légère kératite panneuse limitée au quart supérieur de la cornée. Nous soumettons cet œil aux lavages avec le jequirity, nouveau mode de traitement que nous expérimentons en ce moment sur un certain nombre de granuleux.

Le 15 septembre 1882, nous faisons trois applications de jequirity sur les conjonctives palpébrales retournées comme pour une cautérisation ordinaire (form. n° 1, de de Wecker).

Le 16. — Gonflement des paupières, mais pas de changement dans la sécrétion conjonctivale. Trois nouvelles applications de jequirity.

Le 17. — Légère sécrétion séro-muqueuse; sensibilité des paupières à la pression du doigt. Nous continuons les applications de jequirity, encore trois fois dans la journée, comme la veille.

Le 18. — L'effet produit par le jequirity est jugé suffisant : on cesse les lavages. Les conjonctives palpébrales présentent cet enduit couenneux caractéristique et signalé par de Wecker; l'œil est baigné de larmes mélangées à des filaments muco-purulents. La douleur qui accompagne cette ophthalmie artificielle est très supportable et se borne à une cuisson modérée : pas de céphalalgie ni troubles fébriles.

Cinq ou six jours plus tard, l'inflammation jequiritique, abandonnée à elle-même, avait totalement disparu et la kératite panniforme qu'elle était destinée à combattre s'était sensiblement améliorée. Le larmoiement et la photophobie étaient bien moindres qu'antérieurement; l'œil s'ouvrait plus aisément et les opacités cornéennes commençaient à se dissiper.

Le malade quittait l'infirmerie du dispensaire le 24 septembre, dans un état des plus satisfaisants. Nous l'avons revu, il y a quelques jours. L'œil inoculé et l'œil traité par le jequirity s'éclaircissent de jour en jour. La vision devient excellente si on la compare à ce qu'elle était, il n'y a guère que deux mois.

Dans les trois observations qui suivent, ce ne fut qu'après avoir constaté l'impuissance de l'ophthalmie jequiritique qu'on se décida à provoquer l'ophthalmie purulente. Notons que, même après un seul badigeonnage au jequirity, l'amélioration est déjà très sensible quand le résultat doit être favorable. C'est une remarque que, d'une manière constante, nous avons eu l'occasion de faire par la méthode des applications espacées.

Comme le jequirity, la péritomie n'a guère donné de succès entre les mains de notre maître, M. Dujardin, que quand la conjonctive était relativement saine. Cette observation confirme l'opinion de M. le professeur Panas (1).

« Le résultat de la péritomie varie suivant les cas. Il est excellent lorsque le pannus est peu épais et qu'il ne reste

1. *Leçons sur les kératites*, Paris 1876.

plus de grosses granulations fongueuses à la face postérieure des tarses. Mais, dans les cas plus graves, alors que le pannus est pour ainsi dire charnu, la péritomie échoue souvent, et c'est à l'inoculation purulente qu'il faut avoir recours. »

Nous faisons remarquer, pour n'y pas revenir, que dans les faits qu'il nous reste à relater, les granulations de la conjonctive étaient très développées et n'avaient pu être affaissées par les interventions antérieures. Aussi ne pouvait-on espérer la guérison en n'agissant directement que sur le pannus par la péritomie. Dans ces conditions et pour ne pas prolonger un traitement pénible sur lequel le malade ne comptait plus guère, M. Dujardin crut devoir recourir d'emblée à l'inoculation après l'échec du remède brésilien.

Obs. XX. — Clinique du Dr Dujardin. — Pannus granuleux monoculaire traité sans succès par le jequirity : inoculation blennorrhagique. Guérison (1).

Dhennion Louis, 26 ans, a contracté il y a trois ans, étant en garnison à Châlons, une ophthalmie granuleuse qui s'est localisée sur l'œil droit; l'œil gauche a toujours été épargné.

Depuis cette époque, Dhennion a subi plusieurs traitements sans résultat bien évident : l'œil granuleux reste couvert d'un pannus assez épais respectant à peine le 1/3 inférieur de la cornée et ne laissant qu'un degré de vision insignifiant. La sensibilité de l'œil est excessive, et occasionne un larmoiement continuel, gêne incessante pour le travail rendu presque impossible.

Après trois mois de cautérisations sans bénéfice appréciable, nous soumettons notre malade au traitement par le jequirity.

1. *Journal des sciences médicales de Lille*, 5 décembre 1882.

Les applications sont commencées le 15 septembre de la manière suivante : les paupières retournées et rapprochées comme pour une cautérisation ordinaire, on touche leur face conjonctivale avec un petit tampon de ouate trempé dans l'infusion de jequirity (formule n° 1 de M. de Wecker). Après un contact assez prolongé, on laisse retomber les paupières.

Le 15 septembre. Deux applications de jequirity.

Le 16. L'inflammation oculaire est assez légère; deux nouvelles applications.

Le 17. Les paupières sont très tuméfiées, sensibles à la pression du doigt. Quand on les retourne, on trouve les conjonctives tapissées d'une sorte d'enduit couenneux, grisâtre. La rougeur péricornéenne s'est accrue et le pannus est devenu plus opaque. Un liquide visqueux, mélangé à des filaments muco-purulents, baigne le bord libre des paupières.

L'inflammation jequiritique, abandonnée à elle-même, décroît progressivement et disparaît au bout d'une huitaine de jours. Le résultat n'a pas satisfait notre attente : l'œil s'ouvre peut-être un peu plus librement qu'auparavant, la photophobie paraît moindre, mais la transparence de la cornée s'est très peu améliorée. Il nous sera nécessaire de provoquer plusieurs fois de suite l'inflammation avec le jequirity si nous voulons obtenir un résultat, encore peu certain. Dans ces conditions, nous préférons recourir à l'inoculation et nous la proposons au malade qui l'accepte.

L'inoculation est pratiquée le samedi 7 octobre avec du pus provenant d'un nouveau-né atteint d'ophthalmie purulente depuis plusieurs semaines.

Le lundi 9 au soir, l'ophthalmie était déclarée, le lendemain matin elle atteignait une intensité considérable; l'œil étant complètement fermé par la tuméfaction énorme des paupières. Céphalalgie-engorgement ganglionnaire préauriculaire, frissons. Traitement : glace en permanence, deux cautérisations par jour avec le nitrate d'argent au 1/30.

La violence des symptômes inflammatoires ne tarde pas à diminuer : au bout de quarante-huit heures les douleurs sont devenues supportables. On continue le même traitement. Les cautérisations au bout de cinq jours ne sont plus faites qu'une fois par jour.

Après la première quinzaine, l'ophthalmie, en pleine décroissance est abandonnée à sa marche naturelle. La cornée est très-opaque mais sans aucune menace d'ulcération. Le succès de l'inoculation est désormais assuré.

L'œil gauche, tout à fait sain, non protégé par le monocle transparent de Maurel, n'a pas été contagionné par son congénère.

Le 9 novembre, un mois après l'inoculation, Dhennion quitte la polyclinique où nous l'avions fait admettre. Il reste de la rougeur de l'œil, mais le pannus est déjà bien éclairci. Le retour de la cornée à une transparence parfaite ne saurait être douteux et n'est plus qu'une question de temps.

Nous avons revu le malade le 1er décembre. Le pannus cornéen a presque totalement disparu, il ne reste que deux vaisseaux qui ne tarderont pas à s'atrophier : nous en avons pour garant ce que nous avons observé dans nos anciens inoculés.

Obs. XXI (inédite). Clinique du Dr Dujardin. François Bag**, de Comines, 43 ans.

Pannus granuleux double, complet à l'œil droit, très étendu à l'œil gauche, laissant juste la vision nécessaire pour que le malade puisse se conduire seul. Depuis dix ans, en traitement dans diverses cliniques, une amélioration partielle, peu durable, a été plusieurs fois obtenue ; sans cause appréciable, une poussée inflammatoire survient tout à coup qui fait perdre tout le gain du traitement.

Neuf applications de jequirity (form. n° 1) en trois jours (26, 27, 28 octobre 1882) déterminent une ophthalmie intense, mais restent sans influence aucune sur les granulations et le pannus. Les symptômes inflammatoires ont persisté 8 jours.

Le malade est tout à fait dans les conditions requises pour tenter l'inoculation au moins de l'œil droit, entièrement aveugle.

Le 16 novembre 1882, on inocule l'œil droit avec du pus recueilli sur un nouveau-né atteint d'ophthalmie purulente, au 8e jour environ.

Le surlendemain, l'ophthalmie commence et atteint bientôt un développement considérable. — Glace et deux cautérisations par jour avec la solution de nitrate d'argent au $\frac{1}{30}$.

Pendant deux jours, la tuméfaction des paupières reste énorme. Violente céphalalgie, ganglions préauriculaires, anorexie complète.

La violence des symptômes inflammatoires commence à décroître, la purulence s'établit régulièrement, peu abondante. Du côté de la cornée, on note l'épaississement du pannus, comme c'est la règle en pareille circonstance, mais aucune menace d'abcès ni d'ulcère. Au bout de six jours, on se contente d'une cautérisation par jour, toujours avec la même solution de nitrate d'argent au 30e, suivie de la neutralisation avec l'eau salée.

L'ophthalmie, après être passée par ses diverses périodes, s'éteint d'elle-même au bout d'un mois environ. Le 17 décembre, le malade quitte la clinique avec un œil encore un peu larmoyant et qui commence déjà à s'éclaircir.

Sans qu'on ait pris d'autre précaution que les recommandations faites au malade, l'œil gauche a été préservé de la contagion.

Trois mois plus tard, le malade revient nous voir : il ne reste de son pannus qu'une opacité de la cornée sans vaisseaux apparents et qui s'efface de jour en jour.

Obs. XXII (inédite). — Clinique du Dr Dujardin. — Denis Désiré, 48 ans, porte à l'œil gauche un pannus granuleux, rebelle à tous les traitements employés depuis déjà quatre ans. Le tiers supérieur de la cornée est opacifié et la vision est encore assez bonne, grâce à la transparence du reste de la cornée. Ce qui gène surtout le malade, au point de lui rendre le travail impossible, c'est une extrême sensibilité de l'œil ; la photophobie est excessive, accompagnée de blépharospasme et d'un écoulement de larmes brûlantes. A l'œil droit, on note une légère kératite panniforme s'avançant jusqu'à deux millimètres du bord supérieur de la cornée.

Après deux mois de traitement infructueux par les divers caustiques en usage contre les granulations, on essaie les lavages avec le jequirity. Pendant trois jours consécutifs, on badigeonne les conjonctives avec une macération fraîchement préparée de jequirity (1 p. 50), au point de développer une inflammation néo-membraneuse très intense (trois applications par jour).

Au bout d'une dizaine de jours, l'ophthalmie jequiritique a disparu laissant les granulations dans le même état qu'auparavant. Le degré de sensibilité de l'œil est toujours excessif; nous l'attribuons à la présence de petites érosions cornéennes compliquant l'infiltration panneuse.

Enhardi par de précédents succès et voulant en finir, M. Dujardin propose au malade l'inoculation blennorrhagique de l'œil gauche, bien qu'il ne soit pas absolument dans les conditions requises : il s'agit d'un pannus monoculaire, non généralisé à toute l'étendue de la cornée. Le malade accepte et, le 18 juillet, on inocule l'œil gauche avec du pus provenant d'un nouveau-né atteint d'ophthalmie, au sixième jour de la maladie.

L'inoculation, pratiquée pourtant avec tout le soin voulu, ne donne aucun résultat et ne réussit à provoquer aucune inflammation.

Nouvelle inoculation le 19 juillet 1883, avec du pus recueilli cette fois sur un adulte atteint d'ophthalmie blennorrhagique en plein développement. Cette seconde inoculation est suivie d'un prompt succès : quarante-huit heures à peine se sont écoulées et déjà la tuméfaction palpébrale est énorme, œdémateuse. Applications de glace, cautérisation deux fois par jour avec la solution de nitrate d'argent au 1/30. En dépit de ce traitement, l'ophthalmie suit une marche ascendante jusqu'au troisième jour ; survient ensuite une détente assez brusque qui coïncide avec une très petite perforation de la cornée à la partie supéro-interne.

Le 24 juillet. — Nouvelle complication : l'œil droit se prend à son tour, malgré les précautions exigées du malade. L'ophthalmie atteint, au bout de vingt-quatre heures, un degré très considérable. On la combat par les applications de glace jour et nuit en même temps qu'on cautérise les paupières difficilement retournées, deux fois le jour, avec une solution au 1/30 de nitrate d'argent. Plus bénigne qu'à l'œil gauche, la vive inflammation des premiers jours s'apaise sans perforation de la cornée ; mais il s'est formé une petite érosion à la partie interne.

Au bout de trois semaines, l'ophthalmie purulente avait fini son cycle, mais l'inoculation du pus blennorrhagique nous réservait d'autres surprises, aussi désagréables qu'inattendues. Tandis qu'à l'œil gauche l'amélioration s'accentuait lentement mais d'une façon continue; à l'œil droit se déclarait inopinément (20 août) une attaque d'iritis, d'une violence excessive, avec douleurs ciliaires s'irradiant dans toutes les branches du trijumeau, produisant une hémicrânie complète. L'instillation d'atropine, loin de produire du soulagement, ne fit qu'accroître les douleurs ; le malade était doué pour l'atropine d'une intolérance dont nous avions déjà eu la preuve, mais nous en avions perdu tout souvenir. A la suite de la première instillation, on constate un gonflement érysipélateux des paupières en même temps qu'une sorte de miliaire sur la joue correspondante.

Forcé de renoncer à l'atropine, M. Dujardin essaie un autre mydriatique, l'hydro-iodate d'hyoscine, qu'il expérimentait à ce moment sur d'autres malades. Ce nouvel alcaloïde est bien toléré; on le continue pendant une quinzaine de jours avec succès : les douleurs s'apaisent, l'iritis décroît mais en laissant après elle des synéchies dont plusieurs ont résisté au mydriatique.

A peine l'iritis est-elle à peu près terminée que l'attention est attirée du côté de la cornée (10 septembre), l'érosion signalée ci-dessus à la partie interne s'étend rapidement en surface, réveillant de nouvelles douleurs, et déterminant à différentes reprises un léger hypopyon. L'ulcération de la cornée gagne de proche en proche, et bientôt le tiers de la surface de la cornée est entièrement dénudé. Le traitement consiste en lotions à l'acide borique 4/100 et en instillations d'hyoscine. Au bout de vingt jours, un abcès se forma à la limite inférieure de l'ulcération, et il fallut l'inciser. A partir de cette paracenthèse tout rentra dans l'ordre, l'abcès cornéen perdit en une huitaine de jours sa coloration jaune paille, devint grisâtre et la cicatrisation commença à s'opérer. Les douleurs avaient définitivement disparu le 12 octobre, par conséquent, près de trois mois après l'inoculation blennorrhagique.

Actuellement (30 octobre 1883), le malade se trouve dans la situation suivante :

Œil gauche, à la partie supéro-interne de la cornée, un très petit leucome adhérent ; la vision est supérieure à ce qu'elle était avant l'inoculation et elle s'améliore de jour en jour.

Du côté de l'œil droit la vision est encore très défectueuse ; mais les progrès constatés jusqu'ici donnent tout espoir de regagner le terrain que les complications y ont fait perdre.

Des six malades qui ont subi l'inoculation à la clinique ophthalmologique de la faculté libre (1), ce dernier est le seul chez qui l'œil non inoculé se soit pris à son tour.

Six autres fois l'inoculation a été pratiquée sur un seul œil et, sans qu'on ait pris de précaution spéciale, l'autre œil n'a pas été contagionné (Dans un des cas rapportés par M. Vilfroy, les deux yeux ont été inoculés à deux ans d'intervalle).

Notre dernière observation, intéressante par les complications qui suivirent l'inoculation (perforation de la cornée, contagion, iritis, kératite ulcéro-suppurative), présente cette particularité que le pus utilisé provenait d'une ophthalmie blennorrhagique chez un adulte ; dans tous les autres cas on s'était servi du pus recueilli chez le nouveau-né. Faut-il voir une simple coïncidence entre ces accidents et la provenance du pus ou admettre qu'il y ait relation de cause à effet ? Cette dernière manière de voir

1. Voir Vilfroy, *loco. citato*, obs. V et VI.

semble d'autant moins invraisemblable que le pus blennorrhagique est certainement plus actif; il détermine l'inflammation suppurative là où le produit de l'ophthalmie des nouveau-nés échoue.

Nous nous sommes spécialement demandé de quelle nature était l'iritis observée chez notre dernier inoculé. Sans doute l'iritis survient assez fréquemment dans les cas de kératites *graves* (1) ; d'autre part, l'iritis blennorrhagique est un fait rare et accompagne ordinairement l'arthrite de même nature. Mais nous ferons remarquer qu'ici la kératite ne s'est développée que quand l'évolution de l'iritis était à sa fin ; il nous semble difficile par conséquent de l'incriminer.

S'il s'agissait d'une iritis blennorrhagique, notre fait, comme les cas de rhumatisme blennorrhagique déjà signalés, devrait entrer en ligne de compte quand il s'agit de déterminer le choix de la matière purulente à inoculer. Rappelons que le sujet n'avait pas trace d'écoulement uréthral.

Nous croyons d'autant plus nécessaire de faire nos réserves au point de vue de la possibilité d'une iritis par propagation que, d'après M. le professeur Panas (2), l'affection blennorrhagique n'est par la cause directe de l'iritis dite blennorrhagique :

« La seule cause du rhumatisme blennorrhagique arti-

1. Les abcès de la cornée ou les ulcères de cette membrane sont toujours accompagnés des signes de l'iritis, lorsque les couches profondes de la cornée sont altérées par le processus purulent.

Arlt. Des abcès de la cornée, *Ann. d'ocul.*, t. LXIV.

2. *Leçons sur les kératites*. Paris 1876, p. 175.

culaire ou oculaire est l'uréthrite profonde avec ou sans cystite blennorhagique.

2° La blennorrhagie n'agit pas comme affection spécifique, c'est-à-dire comme le ferait un virus répandu dans le sang. Son action est locale et réside dans l'inflammation vive de l'urèthre et du col de la vessie. Chez des individus prédisposés, l'introduction d'une simple bougie dans l'urèthre suffit, en déterminant l'inflammation de ce canal, à provoquer l'apparition d'accidents rhumatismaux. »

CONCLUSIONS

Le jequirity n'est pas le *spécifique* de l'ophthalmie granuleuse, mais il rend *incontestablement* de très grands services dans le traitement de certaines formes de cette maladie.

D'une manière générale on peut dire que les caustiques conviennent surtout dans la première période de l'ophthalmie granuleuse, lorsqu'il existe un gonflement hypertrophique, un bourgeonnement des conjonctives palpébrales, avec un degré de sécrétion plus ou moins marqué.

Le jequirity en revanche s'adresse surtout aux cas anciens, lorsqu'en même temps que les conjonctives sont atrophiées, existe sur les cornées un pannus plus ou moins étendu.

On pourrait presque dire que le jequirity convient plus à la *kératite* qu'à la *conjonctivite* d'origine granuleuse.

Le jequirity et les caustiques, loin de pouvoir se suppléer, ont au contraire des indications *inverses*. Où le traitement par les cautérisations réussit, en général on trouvera le jequirity sans action ; au contraire, dans les cas où les caustiques sont sans effet, le jequirity donne d'admirables et de prompts résultats. Il faut envisager le jequirity comme le complément de la méthode de traitement par les cautérisations ; c'est une erreur de prétendre qu'il doive la remplacer avec avantage dans tous les cas indistinctement.

L'inoculation blennorrhagique est un moyen extrême qui ne doit pas être banni de la thérapeutique mais réservé comme suprême ressource, lorsqu'après avoir épuisé l'arsenal ancien on aura de plus essayé le jequirity à dose suffisamment intense, sans en avoir obtenu aucun bénéfice.

INDEX BIBLIOGRAPHIQUE (1)

Alcon. Contribution à l'étude de l'arbre du rosaire (Jequirity) dans l'ophthalmie granuleuse (El Genio medico quirurgico Mars 1883.

Armaignac (H.) De l'emploi du jequirity en thérapeutique oculaire. Revue critique et état actuel de là question. (Revue clinique d'Oculistique, août 1883).

Bernard (Aimé). Du traitement du trachome par le jequirity et la cantharidine (Thèse de Bordeaux. Août 1883 in-8° p. 79).

Bordet. Le jequirity, son emploi dans le traitement de la conjonctivite granuleuse (Thèse de Lyon. Juillet 1883 in-4° p. 89).

Brailey. On sone recent methode of treating granulos lids (Brit. Med. Journ. 19 mai 1883).

Brown. (U. H.) The abrus precatorius (jequirity) in the treatement of some deseases of the eye (Philadelphie Medical News 14 Avril 1883).

Businelli. Guarigioni del panuo corneale coll infuso di Jequirity (Boll. della R. Academie di Roma Anno X, n° 3 1883).

Chillida. Estodios therapéuticos. El Jequirity (La Cronica Oftalmologico n° 2, 1883).

Chiralt (Vincente). El Jequirity en la therapeutica ocalur (ibidem p. 33).

Deneffe. L'ophthalmie granuleuse et le jequirity (Ann. d'Ocul. T. LXXXIX, p. 33).

Dujardin. Du traitement de l'ophthalmie granuleuse par le jequirity (Journal des sciences Méd. de Lille n° 11, 1883).

— Opht. granuleuse ; inoculation blennorrhagique de l'œil gauche : lavages de l'œil droit avec le jequirity. Guérison. (Journal des Sciences Méd. de Lille n° 19, 1882).

Ferry (Luigi) Jequirity (Bollet d'Ocul. 10 juin 1883).

1. Emprunté, sauf quelques additions, à un mémoire de M. de Wecker : *Emploi du Jequirity*, Paris, 1883.

Fonseca (L. da) Tratamento da conjonctivite granulosa. Duas palavras a proposito do jiquirity (Archivo ophthalmothera pico de Lisboa nº 1 1883).

— O jiquirity como medico contra as granulaçoes da conjonctiva (Gorimbra Medica Avril 1883).

Fonseca (Alvaro da) Do Jequirity como tratamento das granulaçoes da conjonctiva (These inaug. de Lisbonne in-8° p. 58).

Foucher (A. A.) Contribution à l'étude du Jequirity. (Extrait de l'Union Méd. du Canada, in-8°, p. 31).

Galezowski. Du jequirity et de son insuccès dans le traitement des granulations (Recueil d'ophthalmologie. Août 1883).

Gastaldo. Le Jequirity contre les granulations conjonctivales et le pannus oculaire (El Genio medico-quirurgico Avril 1883).

Gras-Fortung. Une question sur le jequirity dans le traitement des granulations (La ophtalmologia pratica Mars 1883).

Gillet de Grondmont. De l'emploi du Jequirity en ophthalmologie (Journal de Médecine de Paris nº 19, 1883).

Giolitti. Jequirity (Bolletino d'Oc. Déc. 1882).

Goldzicher. Zur Behandlung des Trachoms mit Jequirity (Pester med. chir. Zeitung nº 14 1883).

Gomez de la Mata. Le Jequirity (Revista de terapeutica y farmacologia Avril 1883).

Greschoff. Semen abri precatorie (Jequirity) Eene pharmacognostesche studie (Pharmacietisch Wekblad 29 Avril 13 Mei 1883).

Gruenrig. Injection of Jequirity in enveterate pannus (New-York med. Journ. 10 Fév. 1883).

Lainoli et *Nicolini.* Jequirity. Sperienze ed osservationi (Bollet d'Ocul. 9 Mai 1883).

Magni (Francesco). Sull'uso dell'infuso di Jequirity (Giornale, la Revista Clinica 1883).

Manfredi (Nicolo). La conjiunctivite jequiritia et la sue efficacia nella cura dell tracoma (Modena in-4° p. 12).

— Communicazione fatte all. R. Academia de cienze lettere ed arti in Modena (17 Gumo 1893).

Magri (de) ed *Denti.* Jequirity, Milano 1883).

Mazza. Jequirity (Annali di ottalmologia T. XI, p. 6. Jequirity (Boll.

d'Oculist nº 6, Fév. 1883) et lèttra al dott. Ponti (Bollet d'O-cul. 9 Mei 1883).

Moura-Brazil. Traitement de la conjonctivite granuleuse aiguë et chronique par l'Abrus precatorius Jequirity (Ann. d'Ocul. T. LXXXVIII Nov. déc. 1882. Acad. des sciences 11 avril).

— Tratamento da conjonctivite granulosa aguda e chronica pelo Jequirity (Archivo ophthal. de Lisboa nº 6 1882).

Moyne. L'oftalmie purulente artificiale prodotta dal Jequirity (Boll. d'Oculistia 3 nov. 1882).

Osi. Jequirity (El seglo med. Avril 1883).

— Jequirity conjunctivites granulose (La cronica ophthalmologica. 12 Mayo 1883).

Paggi. Observationi falte nell ospedali etc. (Boll. d'Ocul. 3 fév. 1883).

— Jequirity (ibidem 8 avril 1883).

Pena. (A. de la) El Jequirity (La ophtalmologia pratica. Dec. 1883).

Peschel. 22 casi di conguintivite granulosa curati col Jequirity gaz. degli ospitali 1883. Maggio 13.

— Centralblat. f. pract. Augenhk 1883 p. 230.

Ponti. Jequirity Lettera a dott Moyne. Bollet. d'Ocul. 7 mars 1883).

Real. (Communication rédigée par M. *Armaignac*) l'ophtalmie purulente factice provoquée par l'emploi du Jequirity appliqué au traitement des granulations conjonctivales (Revue clinique d'Ocul. du Sud-Ouest Sept. 1883).

Rudall (James). On a case of granular ophthtalmia and pannus, treated by Jequirity (Australia med. Gazette. Meeting of Victorian Branch of British med. Assoceation 1883).

Rudall. (James). On a case of granular ophthtalmia and pannus, treated by Jequirity (Victorion Bronch of British med. associatori Australean Med. Gaz. 1883).

Sattler. Die Jequirityophtalmie (Eine neue Infectionskrankheit (Wien. med. Wochenschrit nº 17 — 21 1883).

— Ueber die Natur der Jequirityophtalmie (Klin Monâtsbl. Juin 1883).

Sedan. Le Jequirity en Algérie (Recueil d'ophthalmologie. Juin 1883).

Secllingo. Jequirity (Bollet. d'Ocul. Mai 1883).

Simi. Jequirity (ibidem 3 Nov. 1882 et Janv. 1883).

Tachaud. Jequirity (Archives de Med. et de Pharmacie militaire, p. 145 1883).

Terrier. Rapport sur le mémoire de Joce Gordoso (Moura-Brazil) Gaz. méd. n° 51 ,1882. Gaz. des Hop. Déc. 1882).

— Rapport de cas traités par le Jequirity à la Société de Chirurgie. (Prog. méd. 23 Juin 1883).

Terson. Le Jequirity. Nouveau traitement de la conjonctivite granuleuse, (Toulouse in-8° p. 11).

— Quelques indications précises sur l'emploi du Jequirity dans la conjonctivite granuleuse (Revue méd. de Toulouse, Juillet 1883).

Vossius. Article sur l'Iodoforme adressé de la Clinique roy. universit. du Prof. Jacobson à Koenigsberg en Prusse (Arch. fur Ophtalm. T. XXIX A. I. p. 307).

Warlomont. Jequirity (Ann. d'Ocul. Mars-Avril et Juillet-Août 1883).

Wecker. (L. de) L'ophtalmie purulente factice produite au moyen du Jequirity ou liane à réglisse (compte-rendu de l'Académie des sciences, 7 août 1882).

— L'ophtalmie purulente factice (Ann. d'Ocul. Juillet-Août 1883).

— L'ophtalmie jequiritique (Ann. d'Ocul. Nov.-déc. 1882).

— Die Jequiristische Ophtalmie (Klin Monatsbl. Janv. 1883).

— Quelques indications sur l'emploi du Jequirity. Lettre adressée au rédacteur des Ann. d'Ocul. Mars-Avril 1883).

— Lettre adressée à *M. Pasteur* (comptes-rendus de l'Académie des sciences, 14 Mai 1883).

— Ueber den Klin, Gebrauch der Jequirityophtalmie (Klin. Monatsbl. Juillet 1883).

Imprimerie A. DERENNE, Mayenne. — Paris, boulevard St-Michel, 52.

Imprimerie A. DERENNE, Mayenne. — Paris, boulevard St-Michel, 52.

www.ingramcontent.com/pod-product-compliance
Ingram Content Group UK Ltd.
Pitfield, Milton Keynes, MK11 3LW, UK
UKHW020204200726
13856UKWH00003B/1187